統合失調症の治療

理解・援助・予防の新たな視点

付：バーチャルハルシネーション日本版

原田誠一【著】

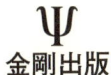
金剛出版

序

　まず，13頁にある患者家族の手紙を読んで下さい。これは，統合失調症を病む患者や家族みんなの声でしょう。多くの精神科医がこの声に耳をふさぎ，神経伝達物質異常という仮説（これが仮説の水準にあることは八木剛平先生の著述に詳述されています）にすがりつき日々を送っています。その結果は，多剤併用・大量投薬となり，それにより引き起こされている無気力・不活発も病気本来の陰性症状に算入されてしまいます。

　そうした風潮を打破しようと，努力と工夫をかさねている精神科医も沢山います。挑戦者です。13頁の患者家族の声に応えようとする専門家たちです。

　原田誠一さんも，かつて若き挑戦者の一人でした。いまやベテラン精神科医となった原田さんは，これまでの工夫の成果をまとめて世に問うことにしました。嬉しいことです。

　自身はまだ中間報告の段階と位置づけておられ，今後も試行錯誤を続けて行かれるのですが，現段階ですら，十分に豊穣かつ有用であり，治療現場を活性化することが確かです。

　むしろ，新鮮な気づきが多すぎて，読者にめまいの感覚を引き起こす危惧すらあります。そこで，読者のための若干の導入を書き記すことで，序に代えようと思いつきました。

　薬物療法が主流となっているのは，確かに有効だからです。つまり統合失調症は，脳という臓器が傷んでいるのです。胃や腸といった臓器が傷んでいる場合と同じなのです。胃という臓器が傷んでいる場合も薬を投与します，症状や治療計画に合わせて薬の種類はいろいろです。だが，胃の病のとき薬を飲んでいるだけでは治療は不十分です。やたらと量を増やしても駄目です。絶食して胃を休めたり，消化の良いもの食べたり，禁酒・禁煙したり，良く噛むようにしたりして，胃の仕事の負担を軽くします。また生活全体を見直して，ストレスを減らしたり，逆に，運動や娯楽などを取り入れたりすることも胃にとって治療的な場合があります。そこには個体差がありますので，治療者と患者が話し合いながら工夫する必要があります。また胃の傷みの結果としての，痛みや

食欲不振や吐き気などの症状も，それが生み出す生活のし辛さを軽くするように工夫すると，日々の生活が改善されることを介して二次的に胃の自然治癒力を助けます。さらに，胃の病が慢性になると，いろいろな治療的配慮を家族や職場が担うことが必要になり，勉強し理解を深めることで，より賢い援助者となれます。そうした胃に対する多面的な治療や養生は，つまるところ胃の自然治癒力を助けるという一点に集約されるのです。脳という臓器の場合も同じであり，症状が多少風変わりであるに過ぎません。

　この本に盛られている療養の知恵は多種多様ですが，胃病の場合と同じで，多面的にいろいろ試してみるのが良いのです。そうやって，自分に合う方法を探すのが正しい読み方です。中でもこの本の中心となっている，「幻聴への対処法」は，全部を一度に理解しようとするのでなく，何となく気に入った部分だけを実行してみるというやり方で，実際に試しながら，少しずつ読んでゆくことを勧めます。何しろ中身が濃いからです。

　原田誠一さんの現場での挑戦が，次々に進展・深化してゆくのが楽しみです。養生や援助の研究は，単なる台所の知恵であるに止まらず，統合失調症の本質への肉薄という側面も持っているのです。

参考図書
八木剛平「現代精神医学定説批判」金原出版，2005年

伊敷病院　　神田橋條治

はじめに

　本書は，統合失調症の精神療法や予防に関する文章を集めたものです。精神療法の章は，統合失調症の心理教育・認知療法の内容や実践例の紹介が主となっていますが，統合失調症の精神療法の簡単なレビューや薬物療法との関連についての文章も含まれています。予防と関連のある章には，統合失調症の1次・2次予防や遺伝に関するレビューと，一般者を対象とする統合失調症の疾患教育用教材が所載されています。また，統合失調症の代表的な症状である幻覚妄想を疑似体験できる日本版バーチャルハルシネーションのCD-ROM版と解説パンフレットを付録としています。筆者は，本書が統合失調症の精神療法や予防に関心をお持ちの精神科のスタッフだけでなく，統合失調症の当事者やご家族の皆さん，医学・心理・薬学・福祉領域の学生諸氏，統合失調症に関心をお寄せの一般の方々にも参考にしていただけるところがあるのではないかと期待をしています。

　精神科医になって以来，筆者は一貫して統合失調症や境界性人格障害の精神療法に関心を抱いてきましたが，これには筆者にとっての精神療法の師匠（神田橋條治先生，故・宮内勝先生）の影響が大きかったと感じています。筆者の修行時代に，お二人の先生が異なる立場（力動精神医学，生活臨床）から統合失調症や境界性人格障害の精神療法の独創的な臨床研究を進めておられる姿を身近に拝見する機会を得て，自らの臨床研究のテーマの一つが自然に決まっていったようです。

　加えて，考えるところがあり医者になってから7年目に国内留学と自称して2年間内科・救命救急センターで働き身体医学を学ぶ機会を得ましたが，その経験も精神療法への関心を高める契機となりました。東京下町の基幹病院の極めて多忙な臨床現場で，内科医が大変熱心に，しかも創意工夫を加えて疾患教育を実践しており，それに応える形で当初は病識が乏しかった内科患者が変貌していく様子が筆者の目に大変新鮮に映ったのです。診察室における情報提供の量と質の双方が，精神科の臨床現場と格段の差がある事実を痛感して，筆者

の問題意識が刺激されました。加えて，内科の疾患教育では客観的なデータ（例：血糖値，心電図所見，レントゲン像）が無類の説得力を発揮しますが，多くの場合に客観的なデータがないまま疾患教育を行わなくてはならない精神疾患ではどのような情報提供が可能かということが，自分の関心事となりました。

　1990年代初め頃から以上のようなスタンスで臨床に従事し，90年代半ばから少しずつ本書に掲載されている文章などを発表してきました。発表を始めた10年前を振り返ると，本書のテーマである「統合失調症の心理教育，認知療法，予防」が当時のわが国の学会や学術雑誌で議論されることは稀であり，これらのテーマがある程度市民権を得つつある現状とは隔世の感があります。この間，正統的な精神医学の視点からすると，やや突飛で異端の感のある文章を恐る恐る書いてきましたが，筆者の中には「このような地味な仕事も必要だし，こうした視点が乏しかった従来の正統的な精神医学・精神医療のウイークポイントに，自分なりの処方箋を出していこう」という虚仮の一心がありました。本書を刊行するにあたって，ここまで細々と臨床研究を続けてきた筆者を励まして下さった方々への感謝を改めて実感しています。

　先にも触れましたように，筆者に精神療法を基礎から教えて下さり統合失調症の精神療法というテーマに目を向けて下さった神田橋條治先生と故・宮内勝先生への心からの御礼を記させていただきます。お二人は折にふれて筆者の仕事へのコメントを下さり，それが筆者の指針となってきました。真に傑出した独創的な臨床医・研究者・教育者であるお二人との出会いがなかったら，筆者が本書を書く機会はなかったと思います。
　また，本書に掲載したいくつかの論文で共著者になり転載を許可して下さった諸先生に御礼を記します。特に，筆者をさまざまな面でご指導下さってきた岡崎祐士先生（三重大学医学部精神神経科学教室教授），吉川武彦先生（国立精神・神経センター精神保健研究所名誉所長），亀山知道先生（東京逓信病院精神科部長）に深謝申し上げます。加えて，筆者の心理教育・認知療法に理解を示して統合失調症の心理教育の教材を無償で頒布し，日本版バーチャルハルシネーションのCD-ROMと解説パンフレットを本書の付録につけることを認めて下さったヤンセンファーマ（株）と（株）キタ・メディア，（株）クレア

クト・インターナショナルに感謝を申し上げます。
　さらに，筆者に統合失調症の世界を教えて下さった多くの患者諸氏と，いつも筆者を暖かく支えてくれている筆者の家族に満腔の感謝を記します。
　最後に，本書の刊行に当たって企画の段階から大変お世話になり，仕事の遅い筆者を終始リードして下さった金剛出版の立石正信様に心よりの御礼を記させていただきます。

　2006年　元旦

原田誠一

　追記：当初別の書名を予定していましたが，神田橋條治先生のご助言により現タイトルに変更しました。序文をご寄稿くださり，さらには書名へのアドバイスも賜りました神田橋條治先生に，あらためて御礼申し上げます。

　2006年4月19日

原田誠一

目　　次

序 …………………………………………………………神田橋條治　3

はじめに ……………………………………………………………………5

序　章　「正体不明の声」へのコーピングをどう援助するか …………13

第 1 章　統合失調症者の精神療法
　　　　——幻声への対処力を増すための認知療法的接近法—— ………24

第 2 章　統合失調症の陽性症状の認知療法
　　　　——初診～慢性期リハビリテーションでの心理教育・認知療法の活用—— …49

第 3 章　患者・家族向けの幻聴の治療のためのパンフレット作成
　　　　——幻聴に対する認知療法的接近法（1）—— …………………58

第 4 章　幻聴治療のためのパンフレットの利用法
　　　　——幻聴に対する認知療法的接近法（2）—— …………………70

第 5 章　統合失調症の精神療法の 3 つのキーワード ……………………83

第 6 章　統合失調症診療におけることばの処方
　　　　——種々の症状や治療状況でのアドバイス集—— ………………95

第 7 章　統合失調症の認知療法と薬物療法
　　　　——精神療法と薬物療法の進歩の好ましい相互作用—— ……113

第 8 章　統合失調症の早期発見・発症予防の可能性 …………………119

第 9 章　統合失調症に関する疾患教育プログラム ……………………131

第10章　遺伝の問題をどう考えるか ……………………………………146

[付] 家族の心理教育における日本版バーチャルハルシネーション（VH）
　　 の活用 ………………………………………………………………152

索　　引 …………………………………………………………………164

統合失調症の治療

理解・援助・予防の新たな視点

序　章

「正体不明の声」へのコーピングをどう援助するか？

1．ある家族からの手紙

　はじめに，最近ある統合失調症の方のご家族からいただいた手紙の一節をご紹介します。

> 「私は，生意気なことを申しますが，今の精神科の治療では当事者や家族がおきざりになり，病気や治療方針の説明がなされないまま漫然とクスリを飲み続け，ただなんとなく通院している人が多いように思います。
> 　他の体の病気のように病気や症状の仕組・意味を理解させ，病気がよくなるために病人と家族が自分たちも工夫できるよう，なぜ精神科のお医者さんは指導しないのか，もどかしく感じております。（後略）」

　これを読んで，皆さんはどのような感想をお持ちでしょうか？　私は一読して，「今までの精神医学・精神医療のウイークポイントを，ご家族の立場から的確についた正論だなあ」と感心するとともに，ここで苦言を呈せられている「精神科のお医者さん」の一員として反省しきりでした。
　言わずもがなですが，この手紙の中では
　1）当事者や家族が理解でき，治療・リハビリテーションの進展に役立つ情報提供（心理教育）
　2）当事者のコーピングを援助するための方法論の開発と実践の積み重ねが，はなはだ不足している現状が家族の立場から詠嘆され弾劾されています。
　この詠嘆や弾劾に少しでも答えるべく，私たち専門スタッフは何ができるのでしょうか？　幻覚妄想体験で苦しんでいる当事者にとって有益な心理教育にはどのような内容が必要であり，専門スタッフが当事者のコーピングを援助で

きるとしたらどのような形をとりうるのでしょうか？

本章では，筆者が統合失調症の心理教育・認知療法に関して行ってきた試行錯誤の一端を紹介しながら，この問題提起になるべく具体的に答えていきたいと思います。

2．疾患教育の必須9項目

どんな病気であっても，当事者の病識を育ててコーピングを援助するためには，「当該の病気の疫学・病態・治療法・経過・利用できる各種社会資源などに関する情報提供」が必要不可欠です。実際さまざまな病気の疾患教育でこうした内容を含む情報提供が行われていますが，病気の種類によらず当事者・家族に伝えられる情報の内容には共通性があり，表1に示した9項目が必ずといってよいほど含まれています[1]。

この疾患教育の必須9項目の内容が，従来の精神医療の場でどのように伝達されてきたかをあらためて考えてみると，誰しも心もとない思いを抱かざるをえない面があるのではないでしょうか。そしてさまざまな精神障害の中でも，統合失調症の精神療法には表2に示した諸事情があるため，いっそう疾患教育・心理教育に関する実践・研究が乏しかった経緯があります[2]。

表1　疾患教育の必須9項目

1．頻度（疫学）
2．症状，診断基準
3．原因
　　3-1：物質レベルの理解
　　3-2：生活レベルの理解
4．治療が必要な理由—放置するリスク—
5．治療法と治療効果
　　5-1：治療法①；クスリの利用
　　5-2：治療法②；生活の工夫
　　5-3：治療の効果
6．各種社会資源に関する情報提供

表 2　統合失調症の精神療法が従来消極的であった理由

(1) 幻覚妄想体験は了解不能な体験で，精神療法の射程外の存在という見方
(2) 幻覚妄想体験を取り上げると不毛な押し問答に陥りがちで，治療関係作りにマイナスになりがち
(3) 不用意に幻覚妄想体験を話題にすると，賦活再燃現象が見られることがある
(4) 幻覚妄想体験には，体験している人を保護する面があるので，無理に症状をとってはいけない
(5) 幻覚妄想体験は統合失調症の本質と関係ないという見方があった
(6) 専門的な精神療法（力動精神療法）の有効性を否定する報告があった

　私見によれば，統合失調症の疾患教育・心理教育では，必須9項目のうち「症状，診断基準」「原因：生活レベルの理解」「治療が必要な理由―放置するリスク」「治療法：生活の工夫」の4項目の情報伝達が，特に不十分であったように思われます。そこで筆者は，こうした現状をふまえて統合失調症の幻覚妄想体験の心理教育を試作し，その中でこの4項目に関する説明を以下のように工夫してみました[3,4,5]。

3．幻覚妄想体験の心理教育，認知療法の概要

1）症状，診断基準
　従来，幻聴体験のさまざまなバリエーションについての情報伝達が十分でなく（例：「他の音と一緒に正体不明の声が聞こえてくる"機能幻聴"」や「頭の中で聞こえたり，のど・胸・腹から聞こえる声」も幻聴の一種であるという情報提供が不十分でした），そのことが一因となって「自分の体験も，幻聴に当たるんですね！」という当事者の納得・同意が得られない場合がありました。また，症状同士の関連についての情報提供も乏しかったように思われます。そこで筆者は，心理教育の中で幻聴体験（正体不明の声）のさまざまなバリエーションを紹介し，さらに「幻聴～自我障害（個人情報漏洩体験，思考伝播）～2次妄想」の相互関連を説明します。

2）原因（生活レベルの理解）
　遭難した場面や内科での無菌室の治療で生じることのある精神病理体験を例

にひいて，「正体不明の声（幻聴）が聞こえることは，不安，孤立，過労，不眠の四条件*が重なって，しばらくの間続くときにしばしばみられる現象で，そう稀なことではありません」と説明しています。また日常生活では，各種の生活の節目（ライフイベント）でこの四条件が重なりがちであり要注意，と伝えます。

ちなみに，イギリスの認知行動療法家であるキングドンら[6]も，統合失調症の認知療法で正常類似体験・比較説明法（ノーマライジングの原理）normalizing rationale という類似の技法を用いています。

3）治療が必要な理由―放置するリスク

治療が必要な理由については，「①不安，孤立，過労，不眠の四条件と，②幻聴，③妄想の三者が互いに相手を強め合う悪循環を断ち切りましょう。幻聴や妄想を放置するとこの悪循環が生じてしまうため，こじれてしまいがちなのです。放っておいても自然に治る軽い風邪や下痢などと違って，幻聴や妄想がある状態から回復するためには治療が必要であるということをご理解ください」と述べます。また，幻聴がもたらす悪影響を4段階にわけて説明します（①直接の悪影響，②個人情報漏洩体験の出現，③思考伝播の出現，④2次妄想の出現）。さらに抗精神病薬の効果について，「クスリは『不安』を減らして『不眠』を治し，こころと脳の『過労』状態を改善することをとおして悪循環を断ち切り回復を援助します」と説明します。

4）治療法（生活の工夫）

生活面では，「不安，孤立，過労，不眠」を避ける工夫を，家族・治療者とともに行っていく重要性を述べます。また，当事者が正体不明の声の受けとめ方を工夫し，各種対処法（コーピングスキル）を身につけていくことの大切さに触れ，対処法の実例を紹介します。

以上の内容を当事者・家族に説明して一緒に検討することを通して，治療関係が育ち当事者の幻覚妄想体験の受けとめ方（認知）や対処（コーピング）が変わることがあります。変化の代表的なパターンを表3に示しましたが，次節

（*）この「不安，孤立，過労，不眠の四条件」は本書の関連箇所において繰り返し登場する。

表3　幻覚妄想体験の認知療法の効果―ABCモデルによる説明―

（1）認知療法前	（2）認知療法後
A．正体不明の声が聞こえる	A．正体不明の声が聞こえる
B．受けとめ方（認知）	B'．受けとめ方（認知）
・真に受けて、いろいろ誤解する（例：悪口を本気にする）	・「4つの条件が揃う際に、割とよくみられる出来事らしい」
・「超自然的なふしぎな出来事！」（例：お告げ、電波、催眠術）	・「他人の声が聞こえるが自分の思考がルーツのようだ」
・発信源・黒幕を想像（例：超人）	・「気にしないといいみたい！」
・強い影響力（例：逆らえない）	・誤解がへり、影響力も弱まる
C．混乱した行動や感情	C'．冷静な行動や感情

・A：出来事（activating events），B：受けとめ方（beliefs），C：結果（consequences）
・同じ出来事（A）があっても，受けとめ方（B）が異なると結果（C）も異なってくる

でその実例をご紹介しましょう。

4．心理教育・認知療法が奏功した2症例

ここでは，幻覚妄想体験に対する心理教育・認知療法が，①通院・服薬を拒否していた初発患者の治療導入，②薬物療法抵抗性の症状で苦しんでいた慢性期患者のリハビリテーション，で有効であった2症例を紹介します。

【症例1】病識が乏しく通院・服薬を拒否していた初発統合失調症患者[7]
初診時　30代　男性
既往歴，家族歴：特記すべきことなし
現病歴：東京で一人暮らしをしていたX年4月に幻覚妄想体験が出現し，郷里の実家に戻った。X年7月，幻覚妄想体験に基づいて「通行人や走行中の自動車に打ち上げ花火を発射する」「火のついたタバコを知人宅に投げ込む」などの危険な行動をとるようになった。また，本人が特定の個人・団体に危害を加える（「制裁する」）意図を手帳に記したのを，両親が発見した。驚いた両親は本人に精神科受診をすすめたが，本人は拒否した。
治療歴：心配した両親が知人のA精神科医に相談し，X年8月にA医師が家庭訪問を行った。A医師は患者と面接をしたが，患者の病識がまったくないため通院・服薬は無理と判断して，経過をみるよう家族に伝えた。
　X年10月，患者が「気分がすぐれない」「だるくて仕方ない」と言ったのを機に，

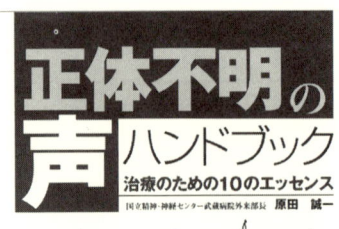

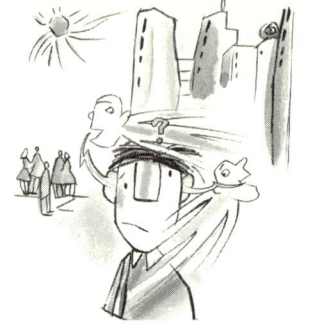

図1　筆者が作成した
幻覚妄想体験の心理教育パンフレット

両親がA医師に再度相談するようすすめて本人も同意。そのためX年11月にA医師が2回目の家庭訪問を行ったが，その際両親とA医師の依頼を受けて筆者が同行した。

家庭訪問時に，患者はA医師と筆者を交えた三者面談に率直に応じた。A医師が幻覚妄想体験に話を向けると，「不思議な体験。'あれは何なのか。催眠術だろうか'と思っている」と返答した。そこで筆者が，幻覚妄想体験の治療用パンフレット（図1）があると教えたところ本人が興味を示したため，パンフレットを用いてその場で心理教育を行った。

患者の理解は良好で，「催眠術にかかっているのではなく，ノイローゼの体験かもしれない」「病気を悪くして，これ以上危険な行動をとったら大変」との認識に至り，通院・服薬に応じた。翌日筆者の勤務する病院の精神科外来を受診して，その日から抗精神病薬の服用を始めた。その後の経過は順調で，約1カ月で寛解状態に入り，現在は就職して仕事をこなしている。

コメント：この症例のように，病識が乏しく受診・服薬を拒否している統合失調症の初発症例でも，当事者が心理教育に興味を示して，そのことを契機にして治療関係が育ち受診・服薬開始に至る場合があります。

【症例2】認知療法が社会機能の改善につながった慢性期の統合失調症患者[8]
初診（認知療法施行）時　30代　女性
既往歴，家族歴：特記すべきことなし
現病歴：X年，幻覚妄想状態となりB精神科病院を受診。その後B病院への入退院を繰り返したが，不完全寛解状態にとどまり閉居しがちであった。心配した家族に連れられて，X+7年にC病院精神科を受診した。

初診時概要：本人は次のように訴えた。声で自分の秘密や恥が聞こえてきてつらい。自分が気にしていることが聞こえてくるので，つい相手にして弁解してしまう。それで「声」や「（声を発している）誰か」としょっちゅうかかわっている毎日。知らない人にまで自分の噂が広がっており，人目が怖いので，なるべく家にいるようにしている。

本人・家族とも認知療法に興味を示したため，初診時にパンフレットを用いて心理教育を施行し理解は良好であった。薬物療法に関しては，B病院の処方内容（リスペリドン 4mg/日）は適当と思われたため，本人の希望も勘案して処方は変更しなかった。

　初診後の変化：その後も幻聴体験は続いたが，「声で秘密や恥が聞こえてきても，本当の声ではない，自分の秘密や恥が誰かに伝わっているわけではないと思えるようになった」と，幻聴の受けとめ方が変化した。また幻聴への対処が上手になり，「なるべく気にしないようにしているし，聞こえても知らんぷりして弁解しないようになった」「危ないと思うとパンフレットを読むようにしている」と述べた。さらに，「電車に乗っている時に乗客の話し声と一緒に悪口が聞こえたが，思い切って相手のそばに行ってみた。そうしたらその人は違う話をしていた。やっぱりそうなのか，本当の声ではないのか，と思った」という体験も報告した。

　以上のような変化に伴い，外出する機会が増えて生活範囲が広がった。このことに関連して本人は，「他人の目があまり気にならなくなり，気楽に外に出られるようになった」「昔，元気だった頃の安心感，透明感が戻ってきた」と述べた。

　また料理をする機会もふえたが，その事情を次のように説明した。「今までは換気扇をつけると声が聞こえてくるので，換気扇をなかなか使えず炊事がおっくうだった。今は，換気扇の音と一緒に声が聞こえても，あまり気にしないでいられるようになった。声が大きい時は，一旦休むようにしている。一息入れてから換気扇をまわすと，声が小さくなるとわかったから」

　一方，家族は「これまでは，幻聴でどういう風に本人がつらいのかが十分わかっていなかった。大分理解できるようになった分，以前より接し方やサポートの仕方が上手になったと思う」と報告した。

　コメント：不完全寛解状態にとどまっていた統合失調症患者に心理教育・認知療法を行い，幻聴体験の受けとめ方が変化して巧みな対処法が身についた症例です。この変化が生じるにあたって，精神病体験を通して形成されていた「秘密や恥を含む自分の考えが誰かに伝わりうる」というスキーマ（人間観，世界観）が，認知療法によって修正されたことが契機の一つになったように見受けられました。そして，こうした変化に伴い，「外出の機会がふえる」「気楽に料理ができる」という社会機能の改善が認められるようになり陰性症状も軽減しました。処方の変更は行っておらず，以上の変化が生じた原因の一つに認知療法的アプローチがあると考えられました。

5．個性的なコーピング，あれこれ

　ここまで述べてきましたように，従来の正統的な精神医学・精神医療は（つい最近まで）統合失調症の心理教育にあまり熱心ではありませんでしたが，そのことは「従来の正統的な精神医学・精神医療は，当事者が行っている対処（コーピング）に十分深い関心を寄せていなかった」ことも意味します[9]。

　しかし，統合失調症の医療・看護を行っていく上で対処（コーピング）のテーマは不可欠なものですし，日常診療の場で当事者の皆さんのコーピングを聞くと，そのユニークさ・素晴らしさにこころ打たれることがしばしばです。ここで，最近筆者が聞いたコーピングの中から，印象的だった4つを紹介します。

① "タイムワープ＆癒し系" コーピング：「子ども返り」
　Aさんは，正体不明の声が聞こえ始めると，ハッピーで安心感に満ちていた子ども時代（Aさんにとっては，小学校高学年の頃だそうです）を思い出します。そうするとホッとしてこころがなごむとともに，いつの間にか「声」も聞こえなくなるそうです。

② "ロマンチック＆メルヘン" コーピング：「初恋の人」
　Bさんは，不安になってくると初恋の人を想い浮かべます。初恋の人を想ってニッコリしているうちに，不安が和らいでゆとりを取り戻せるそうです。

③ "誠実＆求道系" コーピング：「健常者を思い出す」
　Cさんは，周囲の人が自分の噂話や悪口を言っているように感じられて辛い思いをすることがありますが，そうした際に次のように考えてみるそうです。「健常者でも，職場や学校などでたまたま自分の噂話が耳に入ってしまうことがありますね。そういう時には，その人はどう対応するだろうか？と考えてみます。多くの健常者はいちいち反応しないで聞き流して，相手が直接話してきた時だけとりあげるでしょう。自分も，直接話しかけられること以外は，なるべく聞き流して気にしないようにしています」

　この話を聞いた時，筆者はたいそう驚きました。「もしも自分が幻聴を体験したなら，Cさんのような対応はとてもできないだろう」と感じて，C

さんのコーピングに感激したわけです。

④ "思索＆哲学系" コーピング：「感覚 vs 実在」「主観 vs 客観」

Dさんは，時折聞こえてくる正体不明の声で，気持ちをかき乱されそうになることがあります。そうした際に，「学生時代に授業で習った"見えていることと，実在していることは異なる"というコトバを思い出す」と落ち着きを取り戻せるそうです。また，幻聴で悪口が聞こえていやな思いをすると，「やはり学生時代に習った，"主観（＝ここでは悪口を言ってくる幻聴の見方，内容）と客観は違う"というコトバを思い出します」とのことです。

以上の4つのコーピングに限らず，当事者の皆さんはさまざまな方法を編み出し実践しているもので，その中にはわれわれ専門スタッフが思いもつかないようなものも数多くあります。

当事者のコーピングを援助しようとする際に，強い説得力を示すのが「他の当事者の方の中には，こんなやり方を工夫して正体不明の声とうまく付き合っている人がいますよ」という情報提供です。私たち専門スタッフは，コーピングの多様なバリエーションを知っておくことで，援助の幅を広げられるように感じられます。

おわりに
――「親切な隣のおじさん，おばさん」から一歩抜け出すために――

最近，ある学会のワークショップで当事者の皆さん（浦河べてるの家）と筆者が一緒に発表する機会がありました。その時，当事者の方が見事な認知・対処の工夫を披露してくれ，私たち聴衆は感銘深く聞き入りました。そのワークショップのことはいろいろ記憶に残っていますが，その一つが質疑応答の際のやりとりです。質問されたお一人（コメディカルスタッフの方だったと記憶しています）が，当事者の方に，「どうしたらそういう発想ができるのですか？」という内容の質問をして，当事者の方が返答に窮しておられました。

その場面で私の頭をよぎった感想をそのまま記しますと，次のようになります。

「当事者の方にフランクに聞く率直さは買うけれど，専門スタッフの発言と

しては少々考えた方がよい内容を含んではいないかなあ？　このテーマと自分で取り組んで答えを出していく貯金・蓄積があるかどうかが，"親切な隣のおじさん，おばさん"（善意あるアマチュア）と専門家を区別するポイントだろう。でも，そもそもこのような現状を生み出した原因の一つが従来の正統的な精神医学・精神医療なのだろうから，この方だけに注文をつけるのは筋違いだろうなあ」

　ここまで，統合失調症の治療・リハビリテーションにおける正統的な精神医学・精神医療の問題点と対策について繰り返し述べてきましたし，本号[10]に収録されている当日の質疑応答の中で筆者も関連のある内容を発言していますので，この質問にどう答えるかについては，読者諸賢の皆様にお任せすることにします。

文　献

1) 原田誠一：当事者が力を発揮するための援助のコツ——共感・受容と情報提供を中心に．精神科臨床サービス 4(1): 60-64, 2004. 代表的な身体疾患である糖尿病や大腸ポリープでこの必須9項目がどのように説明されるか，そして情報を入手して理解することで当事者・家族の病気への認知・対処がどのように変わるかについて触れました．
2) 原田誠一：幻覚の認知療法．臨床精神医学 27: 953-958, 1998. 表2の諸項目は，あながち間違いではなく，実はいずれも正しい面を持っている臨床上重要な指摘といえます．
3) 中安信夫編：分裂病の精神病理と治療 8 ——治療をめぐって．原田誠一：幻声に対する精神療法の試み——患者の幻声体験のとらえ方に変化を与え，幻声への対処力を増すための認知療法の接近法．星和書店，1997．（本書，第1章）
4) 原田誠一，吉川武彦，岡崎祐士ほか：幻聴に対する認知療法的接近法（第1報）——患者・家族向けの幻聴の治療のためのパンフレットの作成．精神医学 39: 529-537, 1997.（本書，第3章）
5) 原田誠一：正体不明の声——対処するための10のエッセンス．アルタ出版，2002.
6) Kingdon DG & Turkington D: Cognitive-Behavioral Therapy of Schizophrenia. The Guilford Press, 1994.（原田誠一訳：統合失調症の認知行動療法．日本評論社，2002.）
7) 原田誠一：病識の乏しい初発精神分裂病患者で認知療法が奏効した2症例．臨床精神医学 30: 1417-1421, 2001.
8) 原田誠一，原田雅典，佐藤博俊ほか：統合失調症の社会機能と認知療法．精神科治療学 18: 1151-1156, 200
9) なぜこう言えるのか，ご理解いただけますか？　もしも「当事者のコーピングを援助する」という治療・リハビリテーションの視点があれば，そこから必然的に「コーピングを援助するための具体的な方法論」への関心が生まれて，それがそのまま心理教育の展開にもつながりますね．ですから，「心理教育の不在」と「当事者のコーピングの軽視」は，従来の正統的な統合失調症観から派生していた表裏一体の関係にある現象と言

うことができるように思われます。
10) 精神看護7巻2号：特集　つらい「幻聴」とうまくつきあう──コーピングスキルの獲得．2004．

第1章

統合失調症者の精神療法
――幻声への対処力を増すための認知療法的接近法――

はじめに

　統合失調症でしばしばみられ，診断を下して治療を行う上でその存在が重視される幻声体験は，統合失調症の基本的な障害から派生してくるさまざまな産出性の症状の一つにすぎないという見方があり，筆者も同意見である。しかし，幻声が患者に深い苦しみと強い混乱をもたらし，統合失調症の病態の重篤化や遷延化をひきおこす一因となっていることも確かである。臨床家にとって幻声の治療をより有効なものにすることが重要な課題であることは，あらためて言うまでもないであろう。

　現在の標準的な幻声への治療的対応では，薬物療法が治療手段の中心であり，精神療法，生活療法などの他の治療法が向精神薬による治療を補完する役割を担っている。このうち幻声に対する精神療法の内容は，①幻声を体験している患者の苦しみに焦点をあてた受容的な対応，②幻声が精神病状態でみられる病的な体験であり治療を必要とすることの指摘，③服薬の必要性と有効性についての説明，④向精神薬の薬理学的解説などが主であるが，さらに突っ込んで幻声を積極的に精神療法の場でとりあげ，精神療法の治療標的にすることは比較的稀であるように思われる。この傾向の背景には，薬物療法の治療効果が明らかであるのに比べて，患者に対して不用意に幻声に関する説明，説得を試みて幻声体験に深入りすると患者の混乱が強まることが多いという，精神科医ならば誰もが知悉している臨床体験があるのであろう。しかし，すべての幻声が薬物療法を中心とする現在の治療で消褪するわけではなく，また向精神薬服用によって一旦消失しても，再発に伴い幻声が再現すると以前と同様の苦しみと混乱が生じてしまう場合が多いことを思えば，幻声に対する精神療法に工夫をこ

らしてみることも，あながち無意味な試みとはいえないと思われる。

　筆者は，統合失調症患者の治療を行う中で幻声症状の消長過程を観察し，幻声に対する精神療法的な関与の方法を模索してきた。そして，一部の統合失調症患者で幻声が考想化声や心声未分化などの中間的な症状を経て本人の思考に移行することを経験した。また，幻声が本人の思考に移行する際には，その内容によっていくつかのパターンに分かれることを知った。さらには，この移行に伴い精神療法が進展する場合があることをみてきた。

　また，以上の臨床経験をふまえて，幻声に対して一般的，日常的に用いることのできる認知療法的な接近法を作成してみた。この接近法は，患者の幻声のとらえ方に変化を与え，幻声への対処力を増すことに眼目をおいている。その目指すところは，①幻声体験の患者への影響力の低下，②幻声によって二次的に生じている妄想や信念の整理，③幻声の軽減・消褪であり，さらに，④再発準備性の低下や再発時の早期回復に寄与することも意図している。本法の内容は常識的で何の変哲もないものであるが，思いの外の有用性があるかもしれないという臨床上の印象があるので紹介させていただく。

　本章では，まず一部の統合失調症患者で幻声が本人の思考に移行する過程を述べ，併せてその治療的な意義について触れる。次いで一般的，日常的に用いることのできる幻声に対する認知療法的な接近法を紹介する。最後の考察では，この治療法の特徴を述べて他の治療法との比較をするとともに，統合失調症の治療全体の中での本法の位置について触れる。

1．一部の統合失調症患者でみられる「幻声」が「本人の思考」へ移行する現象

　統合失調症の治療を行う際に，一部の統合失調症患者から幻声が患者自身の思考に移行する過程の詳細な報告を受けることがある。これは，寛解導入期や微小再燃時に多くみられる現象である。患者は幻声の内容が自分の思考に由来することを意識して，その実感が確かなものになるにつれて，「ある思考内容が，幻声として外から聞こえてくる」のではなく，「自分自身で考えること」というように体験の質が変化し，音声の性質が失われてゆく。これは，幻声が考想化声や心声未分化などの中間的な症状を経て本人の思考に移行する過程といえる。以下，実際の臨床例を提示する。

【症例1】30代女性　寛解導入期
　友人との会話を思い出していて，友人の言うことが「もっともだなあ」と思ったら，「そんなこと言ったって笑っちゃう」と頭の中で聞こえる感じがした。はっきり聞こえたわけではないけれど，一歩誤って濃縮されると声になるという感じ。その時，自分の思いが声になりかけたな，と思った。何かを感じていろいろ複雑な思いが出てくる時，はっきり意識するのはその中の一つだけ。「もっともだなあ」だけを意識して，「そんなこと言ったって笑っちゃう」みたいな他の思いは後ろの方にいってしまう。今まで聞こえていた声は，後ろの思いが濃縮されていたのかもしれない。

　ここでは，それまで幻声を体験していた患者が，声か考えか判然としない双方の中間的な体験をしたことが報告されている。ここでみられる症状は，患者が「自分の思いが声になりかけた」と明言しているため，内容の自己所属感はあると判断できる。また言語的明瞭性もあるが，音声性はやや認められるにとどまっている。一方，営為に対する自己能動感[10, 11]はないが，幻声にある他者能動性は消失して自動性に該当するという特徴があり，考想化声〔自分の考えが声になって聞こえる現象，シュナイダーの一級症状の一つ〕と自生内言の中間的な体験と思われる。この体験をきっかけとして，患者は幻声が自分の思考の意識しにくい部分に由来していると推定するようになり，幻声へのとらわれが減り幻声が消褪する契機の一つとなった。この変化が患者の現実検討能力を増し，自我境界を再建するのに有用であったことは言うまでもないであろう。またこの体験は，後に「自分で自分がよくわかっていなかった。自分の気持が自分自身にもあいまいで，自分が混沌としていた」という自己認識に関するテーマが話し合われる下地にもなった。

　このように，幻声が「多面的，重層的な自分の思考の一面」に移行することがある。これは，「自分の中に，意識化しにくい両価的な考えが存在する際の幻声」が消褪する場合などでみられるパターンである。本章では，これを「『多面的な思考の一側面』への移行パターン」と呼ぶことにする。

【症例2】20代男性　微小再燃時
　作業に取りかかろうと思った時，チラッと「どうせ，だめだよ」と耳に入ってきた。その時，自分の潜在意識が声になったなと感じた。その後注意していたら，何かしようと思う時，行動をおこす直前に，自分で「どうせだめ」とか「無理だ」とか「下手クソ」などと思っていることを発見した。自分に否定的な思い込みがあり，それが自

分をしばっていて，否定的に考えるように学習している。どうも，行動の前の否定的な思いが声になって聞こえていたようだ。

　この例では，患者が考想化声（明瞭—外界型）を体験し，これをきっかけとして自動的に生じる否定的な思考パターン（これは自動思考の一種といえよう）を発見した。そして，過去にみられた幻声の一部も自分の思考に由来していたと推定するに至った。またこの発見は，自己評価が低くありのままの自分を認めにくいというテーマを面接で話し合うきっかけにもなった。
　このように，幻声が「行動をおこす前などに生じる，自己否定的な思考」に移行することもある。これは，「自信がない時や迷いがある場合に生じる幻声」が消褪する際などに多くみられるパターンである。本章ではこれを「『自己否定的思考』への移行パターン」と呼ぶことにする。これは，先に述べた「多面的な思考の一側面」への移行パターンの一種と思われるが，比較的よくみられるので一つのパターンとしてとりあげた。
　次の例は，病棟の他患との間でささいな行き違いがあった後，患者が自分の病室で一人でいた時に生じた体験である。

【症例3】20代男性　寛解導入期
　相手のことを気にしてボンヤリしていたら，あの人が言いそうなことがかすかに聞こえかけたが，ふと我に返ったらはっきりした声にならずにすんだ。自分で，あの人はこんなことを自分に言いそうだなと想像していたら，それが声になりそうになったようだ。これまでも，気がかりなことがあって「あの人なら，こういう時にこんな風に言いそうだ」と想像すると，それが声になって聞こえることがあったのではないかと思う。

　この例では，それまで幻声を体験していた患者が，「ふと我に返った」ことで声と思考の中間的な体験をしたことが報告されている。この体験は，患者がその内容を「自分」の「想像」に帰していることから，内容の自己所属感はあると判断できる。また，言語的な明瞭性と音声性はやや認められる程度にとどまり，幻声にある他者能動性は消失して自動性に該当するという特徴があり，心声未分化[10, 20]症状にあたると思われる。患者はこの体験をとおして，幻声の内容が自分自身の想像に由来するのではないかと推測するに至った。さらにはこれを契機の一つとして，安全感が乏しく対人緊張が強いこと，人間関係に

伴うトラブルの処理が不得手なことが面接のテーマとなった。

このように，幻声が「『あの人は，こう言うのではないか』という想像」に移行することもある。これは「対人関係にまつわる葛藤や悩みがある時の幻声」が消褪する場合などでみられるパターンである。具体的には，この例のように患者が「ある人のことを気にしている」時とか，学校，職場，あるいは電車の中などの集団の中にいて「なじめない」「しっくりいかない」「いたたまれない」「身構える」「落ち着かない」といった状況下にある場合にみられやすい。その際，幻声を発したと想定されている相手が目の前にいることもあれば，この症例の場合のように目の前にはいないこともある。本章では，これを「『他者の言動の想像』への移行パターン」と呼ぶことにする。

筆者の臨床経験によれば，幻声が本人の思考に移行する時のパターンは，その内容によって以上挙げた3種類，すなわち，①「多面的な思考の一側面」への移行パターン，②「自己否定的思考」への移行パターン，③「他者の言動の想像」への移行パターンに大別される。そしてすでに述べたように，この3つの移行パターンはそれぞれが独自の精神療法のテーマにつながりやすい。

「多面的な思考の一側面」への移行パターンはあいまいで混沌とした自己認識というテーマに，「自己否定的思考」への移行パターンは自己評価が低く自信に欠けるというテーマに，「他者の言動の想像」への移行パターンは安全感の乏しさと対人緊張の強さ，対人葛藤の処理の不得手さ，トラブルが生じた際の相手の心情の理解が空想的に過ぎ現実離れしがちというテーマにつながりやすい。筆者は，統合失調症患者に病前からみられる特徴のうち，「安全感の乏しさ，低い自己評価，あいまいで混沌とした自己認識，一面的で非現実的な他者認識」を統合失調症への脆弱性の性格・認知面での現れとみなすことができる可能性があると考え重視している[4]が，はからずも3つの移行パターンからこれらの特徴が浮かび上がってくるわけである。これらの特徴は，発症と関係があると推定される点で病像成因的であるが，幻声の内容に影響を与えるため病像形成的にも作用するといえよう。

ところで，このように患者自らが幻声と自分の思考の関連に気づいて，幻声が中間的な症状を経ながら思考に移行して精神療法が進展するケースは少数である。患者がこうした作業を自ら行うためには，患者の病態が比較的軽く内省力が高いことが必要条件となるためと考えられる。次に，これまでに述べた知見をふまえて作成した幻声への治療的接近法を紹介する。これは幻声を対象と

した認知療法の一種で，より多くの統合失調症患者に適応可能なものである。

2．幻聴に対して一般的，日常的に用いることのできる接近法

本節で述べる方法は，治療者の介入をとおして患者の幻聴のとらえ方に変化を与え，幻聴への対処力を増すことを目標としている。一部の統合失調症患者でみられる「幻聴が思考に移行する過程」を，治療者の援助を媒介としてより多くの患者でおこるように工夫した治療法といえよう。本法は準備段階，検討段階，定着段階の3段階から成っている（表1）。まず，初めの準備段階について述べる。

1）準備段階

準備段階では，①「幻聴の素材」の説明，②「幻聴の成因」の説明，③「幻聴がもたらす悪影響」の説明，④「幻聴の治し方」の説明，という4つの作業を行う（表1）。

1-a 「幻聴の素材」の説明（表2）

ここではまず，幻聴が消褪する際に一部の患者が「幻聴は，実は自分の考えや想像に由来するようだ」と述べることを紹介する。そして，幻聴の素材は自分自身の思考であるらしく，実在の他者が発する実際の声ではないことを説明する。さらに，幻聴が思考に移行する際には，「多面的な思考の一側面」「自己否定的思考」「他者の言動の想像」のいずれかの形をとることが多いことも伝え，幻聴の素材にはこの3種類が多くみられると話す。

1-b 「幻聴の成因」の説明（表3）

次に「幻聴の成因」を説明するが，ここでの眼目は，幻聴が決して「特別な人におきる特殊な体験」ではなく，「不安，孤立，過労，不眠」が重なった際に，かなり普遍的に人間に生じる体験であることを理解してもらうことである。「不安，孤立，過労，不眠」という四条件が重なりある程度の期間持続すると，人間は幻聴を体験するようにできているようだ，と伝えるわけである。このことを説明する際に，具体的にどのような例を挙げると理解が得られやすいかは患者によって異なる。

多くの患者にとって理解しやすい例に，無菌室を利用して内科的な治療を行う際にみられる精神病状態がある。白血病の治療などで骨髄抑制が生じて無菌

室を使用することがあるが，隔離が10日を超えると精神病状態が出現して幻声もみられる場合があることを紹介するのである。無菌室での患者が「不安，孤立，過労」状態にあり「不眠」も生じやすいことは理解が容易で，相手の納得が得られやすい。また，ICU症候群で幻声が見られる場合があることを例にひく時もある。

一方，活字へのなじみが多少なりともある患者には，イギリス留学中に夏目漱石の神経衰弱が悪化して精神病状態となったことを伝えるのも効果的である。明治時代の日本人留学生である夏目漱石がイギリス留学中に「不安，孤立，過労」状態にあったのは理解しやすいことであろう。また，この情報は「大文豪で千円札のモデルになった人でも，そういうことがあったのですね」とか「そこから立ち直って，あれだけの仕事をしたんですね」という感想につながり，「心の病気になってしまった」という患者の引け目やプライドの傷つきを和らげ治療に好影響を与えやすい。

時には，夢や感覚遮断時に生じる「声」を引き合いに出すこともある。

さらには，冬山で遭難した登山家や戦争中に敗走した兵士が「不安，孤立，過労，不眠」状況の中で，しばしば精神病状態を呈し幻声も体験していることを例として挙げる場合もある。その際，その迫真の表現が山岳小説（新田

表1　幻声に対して一般的，日常的に用いることのできる接近法

（1）準備段階
　　「幻声の素材」の説明
　　「幻声の成因」の説明
　　「幻声がもたらす悪影響」の説明
　　「幻声の治し方」の説明
（2）検討段階
（3）定着段階

表2　準備段階①…「幻声の素材」の説明

・「幻声は自分の考えに由来するようです」
・3つのパターンの説明
　　多面的な思考の一側面
　　自己否定的思考
　　他者の言動の想像

表3　準備段階②…「幻声の成因」の説明

・「不安，孤立，過労，不眠」の四条件
　→　「幻声は，特別な人におきる特殊な体験ではありません」
　　　「四条件が重なると，人間は幻声を体験するようにできているようです」
・説明のための例
　　無菌室，ICU，夏目漱石，夢
　　感覚遮断，遭難，戦争
・「四条件」を書きながら説明することの意義

次郎 [13]）や戦記小説（大岡昇平 [15]）にみられることを紹介することもある。なお，これらの例を挙げる際には，次のように付け加えるとよい。

「遭難や戦争というと，一見日常生活とは縁の薄い極限的な条件での特殊な出来事のような気もしますね。でも，そうでもないんですよ。」
「たとえば，こんな状況から心の病気になる人が多いんです。高校を卒業して，単身で上京して就職した人を思い浮かべて下さい。その人は会社の寮に入りましたが，職場でも寮でも親しい人ができないでいる。一方，仕事をなかなか覚えられず自信を失った上，仕事がきつくて残業が多く疲れがたまっていた。そうこうしているうちに，寮の隣の部屋の人が立てる物音が気になり出し，眠れなくなった。そして気分が不安定となり，間もなくおかしな声が聞こえ始めた。……こういう例には，不安，孤立，過労，不眠の四条件が揃っているし，なんだか，東京砂漠で孤独な戦いを続けているうちに遭難してしまったという印象も受けませんか？」
「この例に限らず『受験，卒業，就職，留学，家族からの独立』などの生活の節目（ライフイベント）には，不安，孤立，過労，不眠の四条件が揃って『声』が生じやすいんですよ。」

なお，「不安，孤立，過労，不眠」と「幻声の出現」の関連を説明する際には，メモ用紙に大き目にこの4つの単語を書いて，それを患者に見せながら話すとよい。こうすることによって伝達がスムーズにいくし，面接終了後に患者が「そのメモ用紙をもらっていってもいいですか？」と聞いてくることがかなりある。

ここまでの説明をとおして，幻声が他人の声として聞こえてくるので実際に他者が発していると受けとめるのは自然であるが，「一定の条件が揃うと，自分の考えなのにそれが他人の声という形で聞こえてくる場合がある」ことを知ってもらう。筆者の臨床経験では，患者はおおむね理解を示すし，これが幻声体験を見直すきっかけとなりやすいようである。

1-c 「幻声がもたらす悪影響」の説明（表4）

次に，「幻声」を「他人が発する実際の声」と取り違えることから生じるさまざまな混乱や苦しみについて説明する。その際，たとえば次のように話して，幻声体験から二次的に関係妄想や考想察知妄想が生じて混乱が深まることを理解してもらう。

表4　準備段階③…「幻声がもたらす悪影響」の説明

・幻声から，二次的に関係妄想や考想察知妄想が生じる．
　→誤解と混乱により，人間の生活が自由のない
　　窮屈なつらいものになることの説明．
・三者が形成する「悪循環」の図式

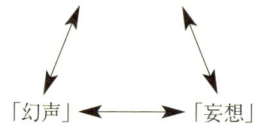

　「先ほど話したように，声は自分をけなしたり否定したりする考えから出てくることが多いから，悪口や自分を責める内容がよくみられます．本当は，これは自問自答みたいなものなのに，それを真に受けて誰かが言っていると取り違えるとひどい誤解につながるし，つらく，腹立たしく，不愉快ですよね．」

　「また，声は自分の考えや想像に由来しているから，声が自分のことをよくわかった内容であるのは当たり前です．それを他人の声と受けとめてしまうと，誰かに自分のことが伝わっているという誤解につながり，ここからも混乱が起きてしまいます．何者かがテレパシーや超能力などの方法で自分の心を読んでいてプライバシーが他人につつぬけになっているとか，監視や盗聴をされているとか，追いかけられていると取り違えかねません．」

　「自分のことが誰かに伝わっていると思ってしまうと，いろいろな偶然の出来事が全部自分と関係しているかのように感じられてきがちです．たとえば，人が笑ったり咳払いをする，車が急発進するといったこともすべて自分と関係があると思いかねません．これは，本人の受けとめ方と周囲の実際の気持のズレがひどい悲劇的な状況ですよね．こういうのを妄想っていうんですよ．」

　そして，こうした状況に陥ると人間の生活が不自由でなんとも窮屈なつらいものになるので，治療が必要であると話す．

　「自分の考えが誰かに伝わっているという事態は，普通自分と他人の間にある境界，垣根の一部がこわれてしまっている状態と言えますね．これは，人間にとって一番大切なものの一つである『心の自由』が侵害されている状態です．ある人は元気になってから，『いつも晒し者になっているようでつらかった』と

言っておられました。プライバシーを守るためにも，治療が必要ですよ。」

また，「不安，孤立，過労，不眠の四条件」と「幻声」と「妄想」には互いに相手を強めあう働きがあり，この三者が悪循環を起こしてしまい，放置すると回復が難しくなる場合があることも説明する。これは，表4に示した図を書きながら話すと伝わりやすい。

表5　準備段階④…「幻声の治し方」の説明

・患者と治療者の共同作業．
・「不安，孤立，過労，不眠」を減らす必要．
・向精神薬の役割．
・患者の幻声への態度．
　幻声をまともに受けとめることの悪影響．
　真に受けず，気にかけない．
　耳を傾けない（アリエッティ）．
　話しかけない．
・家族への説明の必要性と有効性．

1-d　「幻声の治し方」の説明（表5）

ここではまず，幻声を治すことが可能であり，そのためには患者と治療者が共同作業を行うことが大切であると伝える。さらに，治療をすすめるためには，幻声を生じやすくする四条件，すなわち「不安，孤立，過労，不眠」をできるだけ少なくすることが重要であると告げる。

そして，向精神薬の役割を「『不安』を和らげ，質の良い睡眠を十分とれるようにして『不眠』を治す。そして『過労』状態を改善して神経の過敏さを和らげ，本人の回復を援助する」と説明する。ドーパミン仮説を紹介することももちろんある。

また，患者の幻声体験への接し方によっては幻声がさほど悪影響を及ぼさずにすみ，さらには早く消えるのにも役立つことを伝える。具体的には，目の前にいる相手が面と向かって話しかけてくる時などのように，声を発している人が確認できる場合以外の声は，「自分の考えに由来するものかもしれない。本当に用事があれば，面と向かって言ってくるだろう。そうしたら相手をすればいい」と考えて，なるべく真に受けず気にかけないようにするのが良いと話す。

一方，幻声をまともに受けとめて必死に対応したり，幻の相手に憎悪や攻撃心を向けると，症状が悪化してこじれることが多い事情を次のように説明してみる。

「必死に対応したり，憎しみや攻撃心を向けたりすると，どんどん対立がエスカレートします。一方がむきになって攻撃的になったり挑発的になると，相手も熱くなるのは人の世の常。ケンカや戦争がそうだし，相撲の仕切りの様子を見ていてもわかるでしょう。対立を納めたい時には，冷静になってなるべく気にかけないことが大切ですよ。」

また，「声」に注意を向けると幻声が生じやすいので，耳を傾けないようにするのがよいというアリエッティの指摘[1]を紹介する。患者によっては「しっかり声を聞いて，その内容を覚えておき主治医に伝えよう」と考えて傾聴する態度をとる場合もあるので，そうした必要がないことを伝える。加えて，「（幻声を引きおこしていると想定している）相手に自分から話しかけることで幻声が増悪することがあるので，話しかけない方がよい」という筆者の臨床経験を教示することもある。

さらに，幻声体験に伴い二次的に生じる関係妄想や考想察知妄想が，患者の混乱を深めて病的世界からの回復を困難にする一因となるという説明をもう一度繰り返して，「心を読まれている」とか「監視や盗聴をされている」などと思い違いをしないことが幻声の治療にとって大切であり，本人のためになると話す。

以上の説明は，患者本人だけでなく家族にも聞いてもらうと効果が大きい。家族に説明を聞いてもらうことで，患者がプライバシーを侵害されたなんともつらい状況で苦しんでいること，幻声の素材が本人の思考や想像であるらしいこと，そして治療のために「休息，睡眠，服薬，相談相手」が必要であり，「不安，孤立，過労，不眠」が大敵であることを理解してもらう。こうした説明が，患者の家族と治療者の信頼関係を築くきっかけになることも少なくない。

2）検討段階（表6）

次に検討段階に入る。ここではまず，準備段階で治療者が行った説明が患者の経験の実感とどれくらい合い，どれくらいそぐわないかを尋ねる。具体的には，患者の幻声体験が先に述べた3つのパターンのいずれかに少しでも合うところはないか，次のように質問してみる。

「複雑な気持がある時，自分でも気付きにくい，陰になりやすい部分が声になって聞えてくる，そういう感じが少しでもないですか？」（「多面的な思考の一側面」への移行パターン）

表6　検討段階

・3パターンと本人の実感の合致度の検討．
　　→ まずは「部分的な合意」で十分．
・身ぶりをそえることの有効性．
・幻声の内容に拘泥しない方が良いことの説明．
・幻声の性質の検討が有効な場合．

「自分で自分を責める，すると自分の考えなのに外から聞こえる形でスッと入ってくる，そんな感じがちょっとでもしませんか？」（「自己否定的思考」への移行パターン）

「こういう時，あの人はこんな風に言うんじゃないかと想像していると，それが聞こえてくるということがあるようだけれど，あなたの場合そんな感じが1％でもないですか？」（「他者の言動の想像」への移行パターン）

筆者の臨床経験では，かなりの割合の患者が「そうかもしれません」「そういう風にも感じられます」「先生の言うことはわかります」などと述べ，全面的に合意するわけではないが，一部実感に合うところがあると述べる。そして治療をすすめるためには，まずは「部分的な合意」で十分である。部分的な合意が得られた時点で，すでに幻声体験にあった他者能動性が薄らいで内容の自己所属感が芽生えており，治療の進展がみられている。

なお，「自分の考えなのに，外から聞こえる形でスッと入ってくる」と説明する際に，治療者が手を用いた身ぶりを加えると有用な場合があるように思われる。口頭で話しながら，まず両側の掌を上に向けておき，次に少し前に出して，サッと耳まで戻して耳朶をおおう動作を同時にそえてみると，それが「自分の考えなのに，外から聞こえる形でスッと入ってくる」という患者の体験にフィットして合意が得られやすくなる印象がある。

ここまでの話し合いで合意が得られたら，幻声の素材が自分の思考や想像であるからといって，その内容に拘泥する必要はないことを付け加える。幻声が頻発している場合，その内容を本人の思考に統合しようというのは無謀かつ無用な試みであり，患者の利益につながらないことは言うまでもないであろう。幻声の内容に拘泥する必要がないことを，治療者が次のように説明すると患者に了解してもらえることがある。

「空耳と同じように，夢もその人の思考や想像を素材としていますね。でも普通，人は夢の内容にいちいちこだわって詮索して気にしたりせず，『おかしな夢をみたなあ』の一言ですませますね。考え出したらきりがないし，意味もありません。それと一緒で，空耳も内容をいちいち気にかけて考え込んだりしない方がいいのです。」

次に，幻声の成因となる「不安，孤立，過労，不眠」が，最近の患者の生活にみられなかったかどうかを尋ねる。さらに，幻声体験が二次的に関係妄想や考想察知妄想を生み出し，しいては患者のプライバシーが保たれないという深刻な生活状況を引き起こしてしまうので治療が必要，という説明が了解できるかどうか聞いてみる。多くの場合，患者は「不安，孤立，過労，不眠」のいくつかがあったと答え，治療の必要性にも理解を示す。

こうした検討を進めることで，幻声に関する治療者の見方が患者に受け入れられる場合がかなり多いが，当初は患者の実感と合わないことも少なくない。また，一旦治療者の意見に合意しても，その後再び幻声の実在性を信じ始めることも多々みられる。

そうした際に治療者は，強引に患者に自分の見方を押しつけようとはせず，治療の進展をあせることなく次の機会を待つようにする。たとえば，「では，精神科の医者はそういう見方をするんだ，ということを頭の片隅に置いておいてみてくださいね」と述べ一旦引き下がる。

しかし，さらに幻声の性質について話し合いを続けて検討することで，幻声の実在性に対する患者の確信が薄らぎ治療が進展する時もある。たとえば，患者が幻声の実在性を確信する一因に「聞こえてくる内容が正確で，ウソがない」ことや「聞こえてくる間合いがよく，ピッタリ合ったタイミングで聞こえてくる」ことがある場合である。そうした際に，治療者が「他人が発する声なのではなく，元々が自分の考えだとすると，内容が正確だったりタイミングが合ったりするのはむしろ当たり前ですね」と指摘してみることで，患者の得心が行くことがある。

一方，幻声の内容が「とても自分では考えつかない，思いもよらないものである」ことが，他者が発した実際の声だと受けとめる根拠になっている場合も少なくない。その際には，幻声が思考に移行するパターンをあらためて取り上げ，自分の考えではあるけれども自分のものと意識しにくい部分が幻声の素材

となりやすいことを再確認してみる。また，夢の素材も自分の考えだけれど，思いもかけず突飛で奇抜な内容であることが少なくないという例を挙げてみることもある。

また患者によっては，「幻声の声が，特定の人の実際の声と同じ」であることを実在性の根拠として挙げることもある。そうした際に，幻声が生じてくる過程を振り返ることで，「聞こえ始めは別の声だが，だんだんあの人の声になってくる」と確認でき，この認識が幻声と距離をおくきっかけとなることがある。

さらには「自分は東京の人間なのに，大阪弁で聞こえる」「英語で聞こえる」「自分は男なのに，女性の声が聞こえる」など，幻声の語り手の話し言葉と自分本来の話し言葉に異質性があることが，幻声の実在性を信じる根拠の一つとなっていることもある。そうした際には，「幻声の素材は本人の考えだけれど，自分以外のいろいろな人の声が聞こえてくることが多い」という事実を紹介する。さらに，「『夢』の中で，いろいろな登場人物の『声』が聞こえてくる感じを覚えることがありますが，その『声』の素材は本人の考えや想像ですね。それと似ていますね」と説明を加えてみる。また，患者の会社の同僚や学生時代の友人，さらには治療スタッフや芸能人など患者にとって身近な人を思い浮かべると「幻声の語り手」に似たところのある人がみつかり，患者の抱くその人のイメージが幻声に影響を与えていそうだと合意できて，幻声と距離がとれるきっかけとなることもある。

3）定着段階（表7）

次に定着段階に入る。ここでは，今まで述べてきた治療的働きかけを繰り返し行うことで，幻声が自分の思考に由来しており「不安，孤立，過労，不眠」に伴い出現したもの，という見方が定着してゆく。そして，幻声体験をこのようにとらえることができると，幻声の謎めいた未知性が薄らいで圧倒的だった影響力が弱まり，「声が聞こえてきても，どうせ自分の考えだと思うと気にしないでいられる」「聞こえても，気にかけずにやりすごせる」などと，冷静に客体化して対応できるようになることがある。さらには「自分の考えだ，と思うと声が止まる」「自分の考えだから気にするのはよそう，と思うと聞こえなくなる」というように，幻声内容の自己所属性が意識され他者能動性が薄らぐと共に幻声が止まる場合もある。

表7　定着段階

- 幻声＝「自分の思考に由来」「四条件に伴い出現」
  → 幻声の謎めいた未知性（↓），圧倒的な影響力（↓）
- 「気にしないでいられる」
- 「自分の考えだ，と思うと声が止まる」
- 関係妄想，考想察知妄想の整理，消褪．
- テレパシー体験の整理，消褪．
- 幻声と関連の深い症状の出現と対応．
- 再発の可能性があることの指摘．再発時の変化．
- 「幻声の出現」と「過去の生活体験」の関連．

　また，幻声体験に伴い二次的に生じていた関係妄想や考想察知妄想も薄らいでゆくことがある。さらに幻覚妄想症状の出現とともに，言葉の表現を用いずにテレパシーのような以心伝心の形で他人に気持が通じることがありうるという信念（スキーマ）が生まれることが多く，これが再発準備性を高める一因となっていると思われるが，こうしたテレパシー様の思考や感情の伝達はないという確認も行う。この作業は，患者の現実検討能力の増大や自我境界の再建に寄与し，しいては再発準備性を低下させることを目指している。加えて，一旦症状が消失しても，再び「不安，孤立，過労，不眠」が生じると再発する場合があることを説明し，この四条件のいずれかがみられて不安定になったら，早目に治療者と連絡をとることが大切であると伝えて再発予防の一助とする。

　なお，幻声が一旦消えた後に，それまでみられていた幻声と関連の深い症状（たとえば，自生思考などの中間的な症状や機能幻声）が出現して，患者が「また違う体験が現れた」と動揺する場合がある。そうした際には，その症状と幻声の関連について説明を行い，たとえば「それは機能幻声といって，幻声の一種であり，よくみられるものです。今までの幻声と同じで，決して誰かが『入力』して生じているわけではありません」と教示することで，患者の不安を軽減できることが多い。

　また定着期に入ると，患者が過去の自分の生活体験を想起して，その「生活体験」と「幻声が生じたこと」の間に関連があるかもしれないと述べることがある。たとえば，次のような例である。

　「中学生の時に先生にすすめられて，毎日寝る前にその日の自分を振り返って

評価する習慣をつけて，ずっと続けてきた。それが，自分に対してダメとか，よくやったとコメントする声が出てきたことと関係ある気がする。」

「小さい時から，何か失敗すると親が責め言葉を連発した。それで，親がいなくても何かでしくじると親の責め言葉をリアルに想像しておびえる癖があった。それが自分を責める声と関係ありそう。」

このように，幻声の出現と関係がある可能性のある生活史上の体験を発見すると，その関連の真偽は別にしても，幻声が自分の考えに由来するという見方の定着に役立ち，幻声の影響力を減じるのに有益である。

こうした変化の後にも，再発に伴って幻声が出現することがあるのはもちろんである。しかし，一度「幻声の素材は自分の思考であり，不安，孤立，過労，不眠が重なって生じたもの。実際の他人の声ではないから，気にしない方がよい」と整理できていると，再発時に幻声症状がもたらす混乱と苦しみが小さくてすみ，あまり幻声にとらわれずに早目に回復できることが多いという印象がある。

なお前節で，幻声が思考に移行する3パターンは，それぞれが異なる精神療法のテーマにつながりやすいと記したが，本節で紹介してきた「一般的，日常的に用いることのできる接近法」では，幻声内容のパターンの認識をとおして内省を深めることには慎重に構えるのが普通である。内省をとおして本人の不安や葛藤が自覚されると，不安定さが増して患者の利益につながらない危険があるからである。

3．考　察

ここでは，本章の前半部分で述べた「一部の統合失調症患者でみられる，幻声が本人の思考に移行する現象」と，後半で述べた「幻声に対して一般的，日常的に用いることのできる接近法」を分けて，それぞれについて考察を行う。

1）一部の統合失調症患者でみられる「幻声が本人の思考に移行する現象」に関する考察

一部の統合失調症患者で幻声内容が本人の思考に移行してゆくこと，さらにはそれが精神療法の進展に役立つ場合があることは，従来より指摘されている。

たとえば，アリエッティは幻声に聞き入る態度（the listening attitude）が幻声を引き起こすことを患者に気付かせ，さらに「患者が自分自身について考えることが幻声の原因になる」（What he thinks of himself becomes the cause of his symptoms）ことの認識が幻声の治療で重要であると記載している[1]。またベネデッティは，統合失調症の精神療法論の中で「この嘲笑する声は自分自身の声であることに気付かないのだろうか，と尋ねる」という接近法を用いたことを記している[2]。一方精神病理学の分野でも，背景思考が聴覚化することで幻声が生じるという指摘が西丸[12]，中安[10]，立津[21]らによってなされているのは周知のことである。

本章で述べた「幻声が思考へ移行する現象」の中に幻声の治療を工夫する上で参考になる点があるとすれば，①幻声が思考に移行する際の中間的な症状の具体例を提示して，移行の過程を知る臨床材料を提供したこと，②臨床例をとおして幻声の「背景思考聴覚化説」を傍証したこと，③幻声から思考への移行が，その内容によって3つのパターンに大別されることを指摘したこと，であろう。

ここで「幻声」と「考想化声や心声未分化などの中間的な症状」と「背景思考」の関係を明確にして治療の流れを把握するために，中安[10,11]にならい提示した3例の「営為に対する自己能動感」「内容の自己所属感」「言語的明瞭性」「音声性」「営為の場の定位」の5属性をみてみる（表8）。表からもわかるように，中間的な症状では幻声にみられる他者能動性が消失して自動性に該当するようになり，内容の自己所属感が生じていることが共通している。これらの幻声の5属性のうち，「営為に対する自己能動感」と「内容の自己所属感」の2つのみに他者性が現れ，それが幻声体験にみられる「他者の起源」であることを中安が指摘している[11]が，ここではこの2属性に変化が生じて他者性が薄らいでいるわけである。そしてこうした変化とともに音声性も減じて，「聞こえかけた」とか「濃縮されると声になる」と表現される体験になり，さらには思考に移行する。これは，本章後半で紹介した臨床知見，すなわち「認知療法的接近法によって『幻声の素材』や『幻声の成因』を知ることで，幻声の他者能動性が薄らぎ幻声内容の自己所属感が意識されるようになると，幻声がみられなくなることがある」こととも一致した所見であるといえよう。

次に，「幻声が思考に移行する際にみられる3パターン」の意義を述べる。3パターンはいずれも「幻声内容が思考に移行する」点では変わりないが，す

表8 「幻声」と「中間的な症状」と「背景思考」の記述現象学的特徴

	幻声 (明瞭-外界型)	症例1	症例2 考想化声	症例3 心声未分化	背景思考
営為に対する自己能動感	−	−	−	−	−
他者能動性	＋				
自動性		＋	＋	＋	＋
内容の自己所属感	−	＋	＋	＋	＋
言語的明瞭性	＋	＋	＋	−	−
音声性	＋	±	＋	±	
営為の場の定位	外	内	外	内	内

でに述べたようにそれぞれのパターンが独自の治療テーマにつながりやすいという特徴がある。しかも，そこに現れるテーマは統合失調症の病態と深く関わっている可能性があり，この3パターンを押えておくことに臨床上意味があると思われる。また，この3パターンの分類は本章の後半部分で紹介した治療法でも有効性を発揮する。幻声を体験している患者に，幻声は自分の思考に由来しているらしいと説明する際に，そのことを一般的な形で伝えるよりも，3つのパターンを紹介することで患者の納得と合意が得られる割合が増える印象があるのである。患者によっては，自分から「私の場合は，主に『他人の言動の想像』ですね」とか「初めの2つのパターンがあります」などと自分の体験に合うパターンを選択して教えてくれることもある。

　さらにこの3パターンの分類は，幻声のうち他のものとは性格を異にする面があるとされる「他者を面前にして生じる幻声」（情景附加幻聴）を理解し，その治療を工夫する上でも有用性があると思われる。目の前に他者がいる状況でその相手から声が聞こえてくるという情景附加幻聴は，3パターンのうちの「他者の言動の想像」が，相手が目の前にいる時に生じていることが多い。この症状への治療的接近法としては，まず患者に3パターンのうちの「他者の言動の想像」に当てはまる部分がないかどうかを尋ね，あとは今回紹介した治療法に沿ってゆけばよい。

2）「幻声に対して一般的，日常的に用いることのできる接近法」に関する考察

本章の後半で紹介した一般的，日常的に用いることのできる接近法の内容の

一つ一つは，常識的で何の変哲もないものである。これに若干の新味があるとすれば，治療目標を「患者の幻声体験のとらえ方に変化を与え，幻声への対処力を増すこと」においた点，そしてそのために必要な手順を整理して，説明・検討・定着の各段階でいくつかの工夫をしてみたことであろう。以下，各段階におけるこの治療法の特徴を述べるとともに，実施する際のコツや留意点にも触れる。

まず，準備段階の1番目の「幻声の素材の説明」の特徴は，すでに述べたように3つのパターンを教示することである。単に「自分の思考が聴覚化したものが幻声らしい」と指摘するよりも，3パターンを挙げて説明した方が，患者の納得と合意が得られやすくなる。

準備段階の2番目の「幻声の成因の説明」では，幻声が生じやすい条件として「不安，孤立，過労，不眠」の四条件を抽出し明示したことが特徴の一つである。精神科の臨床に携わったことのある人ならば統合失調症の初発や再発時にこれらがみられることが多いと同意して頂けるであろうし，患者も「この4つが自分にもあった」と実感しやすいようである。臨床場面で，患者がこれらの条件と自分の体験の関連について否定することはほとんどないと言ってよいくらいである。また，幻声を「特別な人に起きる特殊な体験」でないと断定的に述べ，四条件が重なった際にかなり普遍的に人間に生じる反応の形であると伝えることも特徴の一つである。幻声をこのように位置づけることは，幻声の謎めいた未知性を減らしその影響力を減じることにつながる。さらには，「おかしな声が聞こえるようになり，精神科の門を叩く羽目に陥ってしまった」という患者の引け目やプライドの傷つきを和らげる働きもある。

準備段階の3番目の「幻声がもたらす悪影響の説明」の特徴は，幻声から二次的に関係妄想や考想察知妄想が生じる事情をまっこうから説明して理解を求める点であろう。その際，幻声によって患者の生活がプライバシーを侵害された窮屈でつらいものになりかねないので，幻声の治療が患者自身の生活を守るために必要ということをしっかり認識してもらうことが大切である。また「不安，孤立，過労，不眠の四条件」と「幻声」と「妄想」には互いに相手を強め合う性質があり，この三者が悪循環を形成しやすいことの理解を求める点も特徴といえよう。実際の臨床場面では，かなりの患者がこのことを理解するし，治療者がこうした説明をすることで，患者が治療者を「心の病気の仕組を説明してくれ，治療にも協力してくれそうな専門家」と認め始めるきっかけとなる

ことが少なくない。

　準備段階の4番目の「幻聴の治し方の説明」では，患者に「処方された薬を服用する」という役割の他に，患者自らが積極的に幻聴の影響力を小さくして症状の消褪に寄与できる点があることを明示したところに特徴がある。まずは，現在の生活から「不安，孤立，過労，不眠」を減らすことが治療上大切であることを指摘する。そしてアリエッティの言う「声を傾聴する態度」に加えて，「幻聴を発している相手に話しかける」ことや「声を真に受けて感情的になる」ことが症状を増悪させてこじらせる理由を説明し，こうした態度をとらないようすすめてみる。実際，患者が「こういう風に言ったら，どんな答えが返ってくるだろう？」と好奇心を持ち，自分から話しかけることによって，患者自身を含む形の対話性の幻聴が出現することが少なくないように見受けられる。また，患者が自分自身で認めにくい考え（たとえば，敵意や攻撃心や嫉妬心）を抱いた際に，幻聴を発しており自分をみすかしていると想定している相手に謝ったり弁解したりすることから対話性の幻聴が出現してしまうこともあるので，こうした対応が必要かつ有効である。

　次に，「検討段階」の特徴について述べる。検討段階では，まず準備段階で行った説明が患者の実感にどれくらい合い，どれくらいそぐわないかを尋ねるが，ここでの特徴は「強引な力攻めはしない」ことといえよう。幻聴の由来が本人の思考らしいという点について，無理矢理に完全な合意を求めようとはせず，「そういう感じが少しでもありませんか？」と聞く方法をとる。また幻聴の内容をいちいち統合しようとはせず，「声の内容には拘泥しない方が良いようです」と伝える点も，こうした特徴に沿ったやり方である。さらには，治療者が伝えた見方が本人の実感に合わない時には，無理をせずに一旦引き下がる点にも「力攻めはしない」特徴が現れているといえよう。加えて，幻聴の性質についていろいろ検討してみることで，幻聴の実在性の確信を薄れさせるという部分も工夫してみた点であり，この段階における特徴の一つである。

　次の「定着段階」では，患者の幻聴のとらえ方に変化が生じて，幻聴体験にあった他者能動性が薄らいで自動性にとって変わり，内容の自己所属感が増してくる。それとともに，幻聴の謎めいた未知性が減ってその影響力が小さくなる。そして「声が聞こえても，気にしないでいられる」という態度をとれるようになり，さらには「自分の考え，と思うと声が止まる」といった例もみられることを報告した。また，一旦幻聴に関する整理をしておくと，再発時の経過

にも好影響があるように思われることも述べた。加えて，一部の患者が「過去の生活体験」と「幻声が生じたこと」の間に関連があるとみなすこと，そしてこの認識が幻声の影響力を小さくするのに役立つことにも触れた。

　ここで，「本治療法の適応範囲」について述べる。基本的に，統合失調症でみられる幻声体験は皆本法の適応対象となりうる可能性があり，特に発症後間もない症例で患者が幻声に対して違和感を持っている場合には高い有効性を示す。しかし，本法がすべての幻声に対して十分な治療効果を示すわけではないことはいうまでもない。特に，思考障害が著しい症例や妄想体系が確固としていて妄想内容に合致した幻声がみられる症例では，無効なことが少なくない。また，急性期で精神運動興奮状態にある場合や，発症後長期間を経ており幻声の内容が自我親和的になっていて，幻声が患者の精神生活に比較的無理なく組み込まれている場合には，強引に説明しようとすると不必要に患者に揺さぶりをかけることになり，悪影響をもたらしかねないので注意が必要である。こうした患者では，相手の安定度が高くなり，幻声内容を「自分の思考に由来するものらしい」として取り上げても混乱がおきにくい時を選んで，少しずつ説明を試みる。

　なお，本接近法は統合失調症以外でみられる幻声に対しても有用性があるので，そのことを示すために一症例を提示する。そのケースは，夫に先立たれて孤独な生活を送る高齢のうつ病患者である。彼女は十数年前から何回かうつ病相を経験して，ある精神科で治療を受けてきた。一番最近のうつ病相以来心気的な傾向が強まり，ある身体疾患にかかっているのではないかと心配して，「病気をうつしてはいけない」との判断から親戚や友人との交際を極力断るようにしていた。すると，「近所の人や家の前を通る人が，私の体の病気のことを噂しているのが聞こえる」という体験が出現した。そして担当医がその体験をとりあってくれないと不満を持ち，筆者の外来を受診した。そのケースに対して，初診時に本法にのっとった説明を行ったところ，患者は「誰にでもおきうることなんですね」と確認した上で「よくわかりました」と述べた。そして，本人の言によれば「その日のうちに声が聞こえなくなった」とのことであった。その後は「時折，他人の言葉が気になることはあるけれど，すぐに忘れるようにしている」という対応がとれるようになった。そして「孤立がよくない」ことを理解して，親戚や友人との交際を再開し，現在に至るまで順調な経過をたどっている。

次に，本法と従来の治療法の比較・検討を行う。吉松[24]は，「患者にとっては現実以上の現実性を持った病的意識の体験世界を尊重しつつ，同時にその現実認識能力を高める」ために，治療者が「患者の体験世界へと入り込んで」，「病的意識と現実意識の橋渡しをする」接近法をとる必要があると述べ，この方法を「伴侶的接近法」と命名している。そして，「統合失調症患者の二重見当識を持った認識体験」は，「病的体験の迫真性が薄れた時にはじめて，現実認識の方に比重を移し，やや反省的に病的体験を対象化することができる」と述べている。本章で紹介した方法はこうした治療姿勢との共通性が大きく，本法を「幻声に対する伴侶的精神療法の試み」とみなすことができよう。

一方，辻[22]は「幻聴を体験している患者への定則的な接近法」を発表している。本法と定則的接近法は「幻声が本人の思考に由来している」という仮定に基づいている点は共通しているが，いくつかの部分で相違がある（表9）。まず大きな違いは，定則的接近法では幻声の音声性に疑義を向けて「本当に聞こえたのかどうかわからない」と伝えるが，本法ではそうしたアプローチはとらない点である。また，定則的接近法では幻声の成因を「自分の手に余る気持があると，人間は時にはそれが自分のものだと認めておくことができなくな」ることと説明し，幻声の内容を本人の思考に統合しようとするが，こうした点も本法と異なる。他にも，表9に示したいくつかの点で相違がみられる。

また，治療者の精神療法的な関与をとおして精神病状態からの離脱を図る点は新海[17]，小林[8]らの賦活再燃正気づけ面接との共通性もみられる。特に，治療者が患者の「心を支える添え木となる」際に，幻声を初めとする産出性症状の内容を扱うことはせず，「C状態を単なる内容としてではなく，内容対形式という意味での形式として理解する考え方が不可欠である」とする点は，幻声内容に拘泥しないように患者に伝える本法と類似性があるといえよう。ただし，賦活再燃正気づけ面接では「幻聴や妄想」も「我々の立場は『内容』として捉らえ，これら『内容』を括れるような状態全体に注目する」とされており，幻声そのものを治療対象としてとりあげる本法とは相違がみられるところである。

最後に，統合失調症の治療全体の中での本接近法の位置付けについて述べる。本章では，幻声症状に対する認知療法的な接近法を紹介してきたが，本法は統合失調症でみられるさまざまな産出性の症状の一つである幻声と二次妄想に焦点をあてた治療法であり，これが統合失調症治療の多様な局面の一側面にすぎ

表9　「幻声への定則的接近法」（辻）と本法の異同

・共通点：「幻声が本人の思考に由来する」という仮定に基づく認知療法的な接近法.		
・相違点：	定則的接近法	本法
（1）幻声の音声性	疑義を向ける 「本当に聞こえたのかどうかわからない」	認める
（2）幻声の成因の説明	「自分の手に余る気持があると，自分のものと認めておくことができなくなる」	四条件に伴うかなり普遍的な反応
（3）幻声の内容の統合	行う	行わない（拘泥しない）
（4）その他		3パターンの利用 幻声の悪影響の説明 「話しかけない」 「真に受けない」

ないことは言うまでもない。筆者自身も統合失調症の精神療法の他の局面について試行錯誤しているところであるが，今回の方法はそうした他の治療法と補完し合う関係にある。

　ここで筆者の以前の論文発表の一部を引用しながら，「統合失調症の病態研究や治療論」全体の中での「本章で述べた接近法」の位置付けについて述べることを許されたい。

　筆者は，統合失調症の「脆弱性―ストレス発症モデル」における「脆弱性」の内容を具体的に把握するために，岡崎を中心とする共同研究者と共に統合失調症患者の病前行動特徴に関する研究を行ってきた[3, 6, 7, 9, 14, 16, 18, 19]。その結果の一つによれば，統合失調症患者とその同胞の小・中学校時代の通知表に記載された行動評価を比較すると，統合失調症患者は小・中学校時代からすでに「緊張が強く場に溶け込めない，消極的，気力にかける，引っ込み思案，自信がなくおどおど，煮えきらない，自主的に行動できず頼りがち，作業を厭う態度」があると評価されることが有意に多い[3]。ここで指摘されている「過緊張，孤立，消極的，受動的，自信欠如，依存的」といった特徴は，統合失調症への脆弱性の行動上の現れとみなすことができよう。

　また筆者は，一部の統合失調症患者の精神療法をとおして，患者が「自分が自分でいられない恐怖感，絶望感」を病前から抱き，そのことから前述した病前行動特徴と一致度の高い性格特徴が生じている可能性があることを指摘

した[4]｡具体的には,「安全感の乏しさ,高い対人緊張,自己評価の低さ,あいまいで分化度の低い自己認識,一面的で非現実的な他者認識,消極的,言語表現が苦手」といった特徴が,恐怖・絶望を核として生じることを述べ,統合失調症への脆弱性の形成に生物学的な要因に加えて生育環境も一部関与している場合がある可能性を具体的に記載した｡また「恐怖・絶望」に対する治療的関与の方法を述べ,統合失調症への脆弱性と関連していると考えられる患者の特徴に対して,個人精神療法的なアプローチが有効である可能性を示した｡

ここまでの記述からも明らかなように,一部の統合失調症患者は本章で幻声の成因としてあげた四条件のうちの「不安,孤立」の2つと,すでに病前から親和性が高い状態にあると思われる｡こうした特徴を病前から有している人は,幻声をはじめとする産出性の症状が出現する閾値が低いと推定することが可能かもしれない｡しかし,このことを面接で直接とりあげると不必要に患者の不安や葛藤をあおる危険があるので,直接は話し合わないのが普通であり,テーマとして扱う際には十分な配慮が必要となる｡

一方,統合失調症の産出性の症状には,本章で治療対象としてとりあげた幻声の他に身体被影響体験もあるが,この症状に対する精神療法の試みも発表した[5]｡その中で,幻声が「背景思考が聴覚化」して生じると思われるのに対して,身体被影響体験はいわば「背景感情が体感化」して生じている可能性があることを指摘した｡

統合失調症の治療には,ここまで述べてきた個人精神療法に加えて薬物療法や生活療法,集団精神療法,芸術療法なども必要であることは言うまでもない｡このように,本章は統合失調症の治療全体の中の一部分である個人精神療法の中の,ごく限られた局面に関する初歩的な試みに過ぎないものである｡しかし,患者に深い苦しみと強い混乱をもたらす幻声の治療を工夫して,「不自由病」[23]と称される病に罹患した患者の「不自由さ」を僅かなりとも減らそうと試みる際に,少しでも参考になる点があれば幸いである｡

文 献

1) Arieti S: Interpretation of schizophrenia.second edition. Basic Books, New York, 1974. (殿村忠彦,笠原嘉監訳:精神分裂病の解釈Ⅰ,Ⅱ.みすず書房,1995.)
2) Benedetti G: Ausgewählte Aussätze zur Schizophrenielehre.Verlag Vandenhoeck & Ruprecht, Göttingen,1975. (馬場謙一訳:精神分裂病論,みすず書房,1987.)
3) 原田誠一,岡崎祐士,増井寛治,他:精神分裂病患者の病前行動特徴——通知表にお

ける患者と同胞の行動評価の比較．精神医学 29: 705-715, 1987.
 4) 原田誠一：精神分裂病の精神病理と精神療法に関する一考察——一部の分裂病患者が病前から持つ恐怖感・絶望感と，治療に伴う変化について．精神科治療学 8: 1491-1499, 1993.
 5) 原田誠一：精神分裂病の精神療法の一側面——「身体被影響体験」への治療的関与の方法について．精神科治療学 9: 1105-1112, 1994.
 6) 原田誠一，岡崎祐士：精神分裂病と人格障害．福島章，町沢静夫，大野裕編：人格障害．金剛出版，1995.
 7) 飯田茂，増井寛治，原田誠一，他：精神分裂病患者の病前行動特徴（第5報）——通知表による分裂病患者と一般児童の行動の比較．精神医学 33: 713-718, 1991.
 8) 小林正信：賦活再燃現象の精神病理学——臨床場面におけるその分析と治療の応用を巡って．飯田真編：分裂病の精神病理と治療4．星和書店，1992.
 9) 増井寛治，岡崎祐士，原田誠一，他：精神分裂病患者の病前行動特徴（第2報）——通知表による分裂病患者とその同胞および感情病患者の行動評価の比較．精神医学 32: 163-170, 1990.
10) 中安信夫：背景思考の聴覚化——幻声とその周辺症状をめぐって．内沼幸雄編：分裂病の精神病理14．東京大学出版会，1985.
11) 中安信夫：内なる「非自我」と外なる「外敵」——分裂病症状に見られる「他者」の起源について．湯浅修一編：分裂病の精神病理と治療2．星和書店，1989.
12) 西丸四方：分裂性体験の研究．精神神経誌 60: 1391-1395, 1958.
13) 新田次郎：風雪の北鎌尾根．1963. 栄光の岩壁．新潮文庫，1973.
14) 岡崎祐士：精神分裂病の発病前および発病後の行動特徴——その治療における意義．精神科治療学 5: 1229-1238, 1990.
15) 大岡昇平：野火．創元社，1952.
16) 佐々木司，増井寛治，原田誠一，他：精神分裂病患者の病前の学業成績．精神医学 32: 1087-1094, 1990.
17) 新海安彦：分裂症の精神療法としての「賦活再燃正気づけ療法」——回顧と現況．精神科治療学 1: 595-604, 1986.
18) 高橋象二郎，岡崎祐士，増井寛治，他：精神分裂病患者の病前行動特徴（第4報）——通知表による分裂病患者とその同胞および感情病患者と神経症患者の行動評価の比較．精神医学 32: 1311-1317, 1990.
19) 高桑光俊，岡崎祐士，原田誠一，他：精神分裂病患者の病前行動特徴（第3報）——小・中学校時代の行動特徴と臨床事項との関連．精神医学 32: 1095-1102, 1990.
20) 立津政順：自我障害の一生起機序——精神分裂病の場合．精神神経学雑誌 60: 782-788, 1958.
21) 立津政順：幻覚の生起機序．精神医学 33: 31-37, 1990.
22) 辻悟：治療精神医学——ケースカンファレンスと理論．医学書院，1980.
23) 壹弘：分裂病の治療覚書．創造出版，1991.
24) 吉松和哉：病的意識と現実認識について——精神分裂病者への伴侶的精神療法をとおして．中井久夫編：分裂病の精神病理8．東京大学出版会，1979.

第2章

統合失調症の陽性症状の認知療法
――初診～慢性期リハビリテーションでの心理教育・認知療法の活用――

はじめに

　認知療法の適応を統合失調症に拡大する試みが1990年代からイギリスを中心として始まり[11, 14, 15, 17]，筆者も同じ時期から試行錯誤を行ってきた[1-10]。すべての統合失調症症例で認知療法が奏功するわけでないことはもちろんであるが，筆者らの印象では統合失調症の治療・リハビリテーションのさまざまな局面で認知療法を活用することができ，治療者がこの方法を身につけておくと臨床の幅が広がることは確かであるように思われる。

　これまでに筆者らは，病識がない初発症例の治療導入[4]，慢性期のリハビリテーション[6]，薬物療法抵抗性の症状（自我障害，強迫症状）を呈した症例での治療[8]，精神病状態を呈して早期発見・早期治療を行ったハイリスク者の臨床経験[3]などを報告してきた。本章では，統合失調症の心理教育・認知療法の実際を具体的に紹介するために，筆者らが経験した2症例を提示する。今回報告するのは，①病識がなく服薬を拒否していた初発症例の治療導入，②薬物療法抵抗性の陽性症状（幻聴，関係妄想）が存続していた慢性期症例のリハビリテーションで心理教育・認知療法を行った経緯であり，いずれの症例においても心理教育・認知療法が一定の効果をあげた。

【症例1】病識がなく服薬を拒否していた初発統合失調症で心理教育・認知療法が有効であった症例
年齢，性別：20代　男性
既往歴，家族歴：特記すべきことなし
生活歴：高校卒業後，技術職についた。未婚。

現病歴：X年（本人25歳），幻覚妄想状態となり発症。外出時に，見ず知らずの通行人が自分の悪口を言ったように感じられて相手に食ってかかるトラブルがあり，家族が異状に気付いた。家族に促されてA精神科病院を受診して投薬を受けたが，「自分は病気ではない」と服薬を拒否した。対応に困った家族に連れられて，X＋1年にM病院を受診した。

治療経過：病歴を聴取した後，本人・家族の了解を得た上で初診時に2種類のパンフレットを用いて心理教育・認知療法を行った。

まず，「日本版バーチャルハルシネーションについて」（本書付録）[9]の6〜18頁を順にめくりながら，「幻聴のいろいろなパターン」と「幻聴がもたらすさまざまな悪影響」を説明した。以下，「パンフレットの各頁の説明内容」と「本人の反応」を記す。

・幻聴のいろいろなパターン①：まわりに人がいないのに「正体不明の声」が聞こえてきます（本書付録，p.6）。→本人「確かにこんな感じですねえ」

・幻聴のいろいろなパターン②：目の前に実際にいる人から（本当はその人は話していないのに）「声」が聞こえてきたり，他人の実際の話し声にのって，話し声と一緒に幻聴が聞こえてくることがあります。→本人「あります。道で通行人とトラブルになった時も，こういう感じでした」

・幻聴のいろいろなパターン③：「幻聴同士が会話している」ように感じられることがあります。→本人「これもあります」

・幻聴のいろいろなパターン④：「幻聴と自分が会話できる」ように感じられることもあります。→本人「ありますね」

・幻聴がもたらすさまざまな悪影響①：しょっちゅう幻聴が聞こえてくるので，やかましくてうっとうしいですし，物事に集中するのが難しくなります。→本人「この通りです」

・幻聴がもたらすさまざまな悪影響②：「悪口」が聞こえて，不愉快になり気持ちを傷つけられたり，「脅かすような内容」が聞こえて心配や恐怖がつのります。→本人「そうです」

・幻聴がもたらすさまざまな悪影響③：「命令」が聞こえてきて，混乱させられがちです。→本人「そうなんです。何かを『しろ』とか『するな』と聞こえてくるので，困っちゃいます」

・幻聴がもたらすさまざまな悪影響④：「考えや行動を先取りするような声」が聞こえてきて，どうしたらよいかわからなくなりがちです。→本人「あります」

・幻聴がもたらすさまざまな悪影響⑤：実際にはありえない内容が聞こえて，「事実無根の思い込み（妄想）」が生じがちです。→本人「そうです。つい，信じちゃいますね。自分でも怖いですよ」

・幻聴がもたらすさまざまな悪影響⑥：聞こえてくる声（幻聴）に返事をして，つい「独り言（独語）」を口にしてしまい，周囲からおかしな目でみられることがあります。→本人「少しあります」家族「それで時々ブツブツ言っているんだね」
・幻聴がもたらすさまざまな悪影響⑦：見ず知らずの他人が「自分に関する立ち入った噂話」をしているように聞こえてくるため，自分のプライバシーが不特定多数の人に伝わっているという思い込みが生じがちです。→本人「そうなんです。何故か，見ず知らずの人が（自分のことを）知っているんですよね。参っちゃいます」
・幻聴がもたらすさまざまな悪影響⑧：自分の考えや気持ちを口に出して表現しないのに，その時々の自分の気持ちや考えと関連のある内容がタイムリーに幻聴で聞こえてきます。こうしたことから，「自分の気持ちや考えが，何者かにつつぬけになっている」という恐怖が生じがちです。この体験は精神医学では「つつぬけ体験」とか「思考伝播」と呼ばれています。これは統合失調症の代表的な症状の一つであり，人間の内面のプライバシー・自由を十分守ることができないつらさにつながる場合があります。→本人「これもありますよ。ピッタリです」

次に，『正体不明の声ハンドブック』（本書序章，図1）[5]を用いて心理教育・認知療法を続けた。まず，遭難などの例をあげながら「不安，孤立，過労，不眠の四条件が重なってしばらく続くと，誰でも正体不明の声を体験する可能性があります」と伝え，さらに「日常生活では，生活の節目（ライフイベント）でこの四条件が重なって生じやすく要注意」という情報提供を行った（図1）。すると本人は発症当時を振り返り，「不安，孤立，過労，不眠」が自分にもあったと次のように述べた。（第1章27-30頁；第3章58頁〜も参照）

・不安：仕事で失敗して先輩に怒られて自信を失った。また，同じころ彼女にふられてつらかった。
・孤立：職場で孤立したし，彼女も失って八方塞がりだった。
・過労：仕事をしくじったことと失恋で，こころも体も参っていた。
・不眠：しばらく眠れない日が続いた。

以上を通して，①発症につながる可能性がある生活要因を理解して，自分が調子を崩した際にも四条件があったと振り返ることができ，②四条件が重なってしばらく続くと，誰でも精神病症状を体験しうるというノーマライジングの観点[11]を理解したことで，発症した経緯を受け入れる素地が育ってきたよう

「正体不明の声」が生じるわけ：
「4つの条件」＝不安、孤立、過労、不眠

「正体不明の声が聞こえる」ことは、①不安、②孤立、③過労、④不眠が重なって、しばらくの間続くときにしばしばみられる現象で、そう稀なことではありません。

例えば、山や海で遭難した人の手記を読むと、「正体不明の声」が聞こえる体験がよく出てきます。遭難した人は、不安で孤立しています。疲れきっていてもぐっすりとは眠れない状態で、まさにこれら4つの条件にさらされます。

また、白血病などの病気で無菌室での治療を受けていると、1週間くらいすると今まで心の健康を損ねたことがない人でも「正体不明の声」を聞く場合があります。無菌室での治療にも、4つの条件がそろっています。

遭難や無菌室というと特殊な出来事ではないかと感じるかもしれませんが、日常生活にも「正体不明の声」が生まれる条件が潜んでいます。「受験、入学、就職、留学、家族からの独立、引越、人間関係のトラブルや破綻」などの「生活の節目」に、不安、孤立、過労、不眠の4つの条件が揃い「声」が生じがちです。

「正体不明の声」は精神科の治療をとおして消していけますが、放置してこじらせると精神病に移行して治りにくくなる場合があるので、注意が必要です。

生活の節目で見られやすいストレスあれこれ

- 何かと忙しくせわしない
- 日常生活や人間関係が大きく変化する
- 新しいことや苦手なことにチャレンジする必要がある
- 心配事や失敗のリスクが生じて、ある程度の期間それに耐えなくてはいけない
- 実際に失敗やミスをして、困ったり傷つくことも多い
- 自分で最終的な責任を負わざるをえない

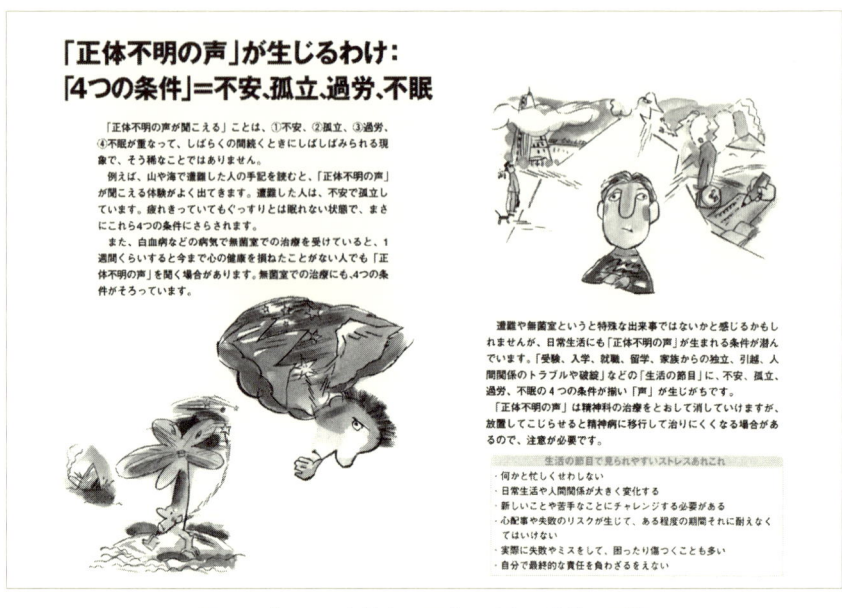

図1　「4つの条件」＝不安，孤立，過労，不眠

に感じられた。

さらに，同じパンフレットを用いて「薬物療法の説明」「症状の受けとめ方（認知）や対処（コーピング）の工夫の大切さ」などを説明した。

なお，パンフレットに出てくる「小説に書かれた幻聴1」のところ（図2）で，テレビやラジオの音声に乗って「声」が聞こえてくることがあると説明した際に，本人は「自分にもこれがあります。この小説の主人公は，この後どうなったのですか？」と質問してきた。

全体を通して本人・家族とも説明の内容を理解して，本人は服薬に同意した。その後の経過は順調で間もなく寛解状態に入り，現在（X＋2年）までのところ再発はみられていない。

【症例2】幻聴，関係妄想が持続した慢性統合失調症で認知療法が有効であった症例―「仲直り法」の利用―

年齢，性別：30代　男性

既往歴，家族歴：特記すべきことなし

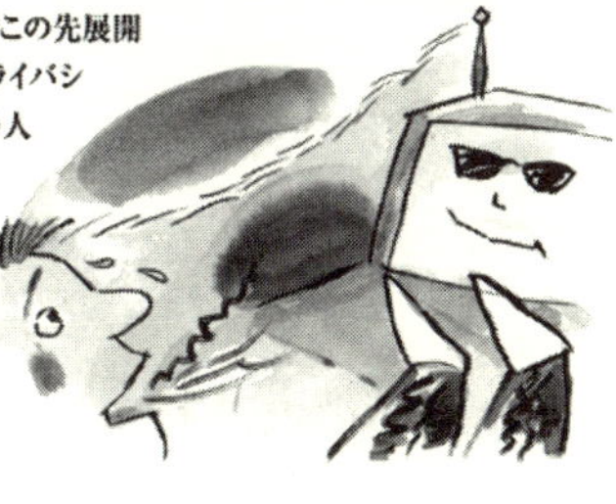

図2　小説に書かれた幻聴

> 小説に書かれた 幻聴-1
>
> NHKテレビのニュースを見ていると、だしぬけにアナウンサーがおれのことを喋りはじめたのでびっくりした。
> 「ベトナム関係のニュースを終りまして、次は国内トピックス。森下ツトムさん（＝主人公）は今日、会社のタイピスト美川明子さんをお茶に誘いましたが、ことわられてしまいました。森下さんが美川さんをお茶に誘ったのは今日で五回めですが、一緒にお茶を飲みに行ったのは最初の一回だけで、あとはずっとことわられ続けています」
> 「ん、なんだ何だなんだ」おれは茶碗を卓袱台へたたきつけるように置き、眼を丸くした。「なんだ、これはいったい、なんだ」（略）
> 決然と、おれはうなずいた。そして断固としていった。「幻覚だ。うん、幻覚だ」つぶやいた。「こんなはっきりした幻覚も、世の中にはあるのだなあ」
> ははははは、と、おれは笑った。もし今のニュースが本当に放送されたとしたら、とおれは想像した。（略）
>
> 筒井康隆 著：「おれに関する噂」、新潮文庫、p12-13

>>> テレビやラジオの音声と一緒に幻聴が聞こえてくることがありますが、それに似た体験が描かれています。実はこの小説では放送が実際にオンエアされているという設定でこの先展開するのですが、「自分のプライバシーが放送されて世の中の人に知れ渡ってしまう」とか「放送局が自分のことを調べている」という幻聴体験がもたらすショックを、この一節は巧みに表現しています。

生活歴：高校卒業後，電機メーカーに就職。統合失調症発症後，退職した。未婚。

現病歴：X年（本人20代前半），幻覚妄想状態となり発症。B精神科病院で外来治療を受け，さまざまな抗精神病薬を服用したが幻覚妄想症状が持続した。X＋8年に，M病院認知行動療法専門外来を紹介受診した。

治療経過：

①専門外来初診時の状態：活発な幻覚妄想体験があり，閉居しがちな生活を送っていた。具体的には，「悪口や脅かすようなことがしょっちゅう聞こえてきて怖い」「『手首を切れ』などと聞こえてくるので怖くて料理ができないし，『倒れろ』と聞こえるの

表1　当事者の対処の紹介，応用

・ヒアリング・ヴォイシズ
1980年代にヨーロッパで組織された当事者援助の組織で，日本でも90年代から活動を開始
「当事者が声と良いコミュニケーションをとるとよい」
・浦河べてるの家
1980年代から北海道・浦河でユニークな活動を展開している当事者を中心とするグループ
「幻聴さんは丁寧に，繰り返し（きついことを言ってこないように）お願いするのが基本」

で自転車にも乗れない」「『お前のことを書いたビラをまいたよ』と聞こえるので怖くて外出できない」「無理に外出しようとすると，吐き気やめまいがする」「家にいても，外の声や音に聞き耳を立てがち」とのことであった。

②幻聴のアセスメント
——2種類の幻聴とその相互作用——：本人が体験している幻聴のアセスメントを行ったところ，2種類の幻聴が存在するとわかった。幻聴タイプ1は，40代くらいの未知の女性の声で「悪口，脅し，実在の主張」などが聞こえてくるもので，本人は神様のメッセージと受けとめていた。一方，幻聴タイプ2は実際にいる人から聞こえてくる声で，何故見ず知らずの人が自分に悪口を言ってくるのかわからず，本人は人間不信に陥っていた。

さらに，この2種類の幻聴には相互作用があると判明した。すなわち，幻聴タイプ1が幻聴タイプ2を一層気にさせる内容をタイムリーに言ってくるため，本人の悩み・混乱が深まるという構図が認められた。たとえば，（A）本人の家の前をちり紙交換車が通りかかった際に，ちり紙交換車の放送音に乗って声（幻聴タイプ2）が聞こえてくるように感じられた時に，（B）幻聴タイプ1が出てきて，「ほら，ちり紙交換車で君のことを放送しているよ」と聞こえてきて，（C）びっくりした本人は家の外に飛び出してちり紙交換車を追いかけて，本当に自分のことが放送されているかどうか確かめたことがあった。

③心理教育・認知療法の導入：筆者が考案した心理教育[1,2,5]を行ったところ，理解はおおむね良好であった。しかし，特に幻聴タイプ1に対しては通常の認知・対処法の応用が困難であり，幻聴タイプ1を発している未知の女性との敵対的でけんか腰の関係は変わらなかった。そして，本人は幻聴タイプ1で聞こえてくる悪口や脅しを信じて，生活上の支障が続いていた。

④幻聴タイプ1への当事者の対処法の応用——仲直り法の実施——：治療者がさまざまな当事者の対処法を紹介して，応用できないかどうか本人と話し合ってみた。すると本人が，「当事者が声と良いコミュニケーションをとると良い」[12]，「幻聴さんには丁寧に，繰り返し（きついことを言ってこないように）お願いするのが基本」[13,16]という方法（表1）に興味を示したため，これを実地に試してみることにした。すな

わち，幻聴タイプ1に対して「極力敵対的な態度をとらないようにする」「丁寧に，やさしい態度で接してみる」「礼儀正しく，繰り返しきついことを言ってこないようお願いしてみる」方法をとってみた。

⑤幻聴タイプ1の変化：前述の方法が奏功して，本人と幻聴タイプ1との間で友好的な会話がみられるようになった。幻聴タイプ1で聞こえてくる内容に肯定的なものが多くなり，幻聴タイプ1の出現頻度が減少した。

⑥幻聴タイプ2の認知・対処の変化：幻聴タイプ1との関係が良くなるにつれて，幻聴タイプ2の認知・対処もより適応的になった。具体的には，「相手が直接話しかけてくるとき以外は，なるべく気にかけないようにしてみる」「知らんぷりしてどうなるか，結果を見てみる（行動実験）」「噂されているかどうか，笑われているかどうかなどといちいち気にしないで，その時々の目的（例：買い物）を大事に考えるようにしてみる」などの方法をとれるようになった。これらの方法を生活の中で実践した例を，表2に示す。

⑦幻聴タイプ1の変化の影響：以上のように幻聴タイプ2の認知・対処が巧みになったが，この背景には幻聴タイプ1の変化があるように思われた。すなわち，以前は幻聴タイプ2を一層気にさせる内容を言っていた幻聴タイプ1が，むしろ本人を安心させる内容を伝えてくるようになったため，幻聴タイプ2の認知・対処の工夫がしやすくなった面があるように見受けられた。

⑧ホームワークの実施：以上のように治療が進行した段階で，従来本人が気にしていた状況への対応法を考えてもらうホームワークを課した。たとえば，「外出中に，た

表2　幻聴タイプ2の認知・対処の変化
——生活の中での実践例——

・図書館で前に座っていた人たちが，おかしなことを言った
　→知らんぷりしていたら，しばらくしていなくなった
・店員に噂され笑われたような気がした
　→相手にどう思われようがそれほど重要でないので，気にするのはやめようと思ったら楽になった

表3　ホームワーク①

Q：外出中に，笑っている人がいたら？
A：笑われても気にしないことにする。気にすると相手がますます面白がるから。暴力などの直接の被害がない場合は気にしないようにする。自分は悪いことしてないのだし，正々堂々やってみる。それに，最近は笑われる感じがずいぶん減った。

表4　ホームワーク②

Q：チラシの件はどう考えようか？
A：チラシを撒かれたとしても，そんなに皆の記憶に残るわけはないから，しばらくすれば大丈夫だと思う。

またま笑っている人がいたらどうしたらいいだろう?」「自分のことを書いたチラシを撒かれたと気にしていたけど，その件はどう考えようか?」という課題を出したところ，本人は大変適応的で合理的な内容を記し（表3，4），実際の生活場面で実践することができた。

⑨本人の変化：現在（X＋10年），専門外来での20回のセッションを終えたところであるが，2種類のタイプの幻聴の出現頻度と影響力が大幅に減少した。苦手だった「外出，買い物，料理」なども平気でできるようになり，生活の範囲が広がった。症状評価でも，評価得点が改善した（ベック抑うつ評価尺度　BDI：35→15，機能の全体的評定　GAF尺度：30→60）。

おわりに

本章では，筆者らが試みている統合失調症の心理教育・認知療法の内容を具体的に紹介させていただいた。症例1では，心理教育・認知療法を通して患者の病識が育ち，スムーズに治療に導入できた経緯を示した。症例2は2種類の幻聴を体験しており，その間に相互作用が認められたが，心理教育・認知療法を通して幻聴の認知・対処が変化した。2症例の記載を通して，統合失調症の心理教育・認知療法の多様な可能性をご理解いただければ幸いである。

謝辞：症例2の当事者の対処法に「仲直り法」というニックネームをつけて下さった熊谷直樹先生（東京都立中部総合精神保健福祉センター）に感謝します。また，筆者らの心理教育・認知療法に理解を示して下さり，「正体不明の声ハンドブック」「日本版バーチャルハルシネーションについて」を無料で頒布してくださっているヤンセンファーマに深謝します。

文　献

1) 原田誠一：幻声に対する精神療法の試み——患者の幻声体験のとらえ方に変化を与え，幻声への対処力を増すための認知療法的接近法. 中安信夫編：分裂病の精神病理と治療8——治療をめぐって. 星和書店，1997.（本書，第1章）
2) 原田誠一，吉川武彦，岡崎祐士，他：幻聴に対する認知療法的接近法（第1報）——患者・家族向けの幻聴の治療のためのパンフレットの作成. 精神医学 39: 529-537, 1997.（本書，第3章）
3) 原田誠一，岡崎祐士：日常臨床における精神分裂病の早期発見と早期治療——ハイリ

スク児の追跡調査から. 精神神経学雑誌 101: 916-922, 1999.
4) 原田誠一:病識の乏しい初発精神分裂病患者で認知療法が奏効した2症例. 臨床精神医学 30: 1417-1421, 2001.
5) 原田誠一:正体不明の声――対処するための10のエッセンス. アルタ出版, 2002.
6) 原田誠一, 原田雅典, 佐藤博俊ほか:統合失調症の社会機能と認知療法. 精神科治療学 18: 1151-1156, 2003.
7) 原田誠一:「正体不明の声」へのコーピングをどう援助するか. 精神看護 7: 16-22, 2004. (本書, 序章)
8) 原田誠一, 佐藤博俊, 小堀修, 他:統合失調症の治療と認知行動療法の活用. 精神療法 30: 639-645, 2004.
9) 原田誠一:日本版バーチャルハルシネーションについて. キタメディア, 2004. (本書, 付録)
10) 原田誠一:統合失調症の個人精神療法――三つのキーワードによる三題噺. こころの科学 120: 99-106, 2005. (本書, 第5章)
11) Kingdon DG, Turkington D: Cognitive-Behavioral Therapy of Schizophrenia. The Guilford Press, 1994. (原田誠一訳:統合失調症の認知行動療法. 日本評論社, 2002.)
12) 佐藤和喜雄:ヒアリング・ヴォイシズ――声が聞こえることへの体験中心的アプローチ. 精神科臨床サービス 4: 35-42, 2004.
13) 向谷地悦子, 林園子:当事者が語る「仲間と一緒に探す幻聴さんとのつきあい方」. 精神看護 7(2): 24-31, 2004.
14) 丹野義彦 (編):認知行動療法の臨床ワークショップ:サルコフスキスとバーチウッドの面接技法. 金子書房, 2002.
15) 丹野義彦, 坂野雄二, 長谷川寿一, 他 (編):認知行動療法の臨床ワークショップ 2:アーサー&クリスティン・ネズとガレティの面接技法. 金子書房, 2004.
16) 浦河べてるの家:べてるの家の「非」援助論:そのままでいいと思えるための25章. 医学書院, 2002.
17) 横田正夫, 丹野義彦, 石垣琢磨 (編):統合失調症の臨床心理学. 東京大学出版会, 2003.

第3章

患者・家族向けの幻聴の治療のための
パンフレット作成
―― 幻聴に対する認知療法的接近法（1）――

はじめに

　筆者は，幻聴に対する治療をより有効なものにすることを目的として「幻聴に対する認知療法的接近法」を考案・作成した[1]。以来，日常臨床の場でこの治療法を活用しているが，臨床経験を重ねるに従って本法にはいくつかの課題があることが判明した。一つは，この治療法に基づく説明内容が多岐にわたることもあり，患者によっては口頭の説明だけでは理解が困難で，治療者の意図が十分伝わらない場合があることである。また，「診察室で先生の説明を聞くと納得できるが，家に戻って（幻聴が）聞こえ出すと元に戻ってしまう」というように，治療効果の持続性を高める必要を感じさせる症例もみられた。
　そこでこうした課題に対応するために，幻聴に対する認知療法的接近法の内容を整理し，わかりやすく10項目にまとめて文章化して，患者・家族向けの「幻聴の治療のためのパンフレット」を作成した。そして，臨床の場で，幻聴を体験している統合失調症，統合失調感情病，アルコール幻覚症などの患者やその家族に手渡し，口頭で説明を加えてみた。すると，患者や家族の理解の度合が増したり，治療効果の持続性が向上する場合が少なからずみられ，先に述べた課題の一部を解消できる可能性があるという感触を得た。このパンフレットの内容は常識的で変哲のないものであるが，臨床上の有用性は必ずしも小さくないという印象があるので紹介する。
　本章では，パンフレットの内容全体を紹介する。次章では，パンフレットの内容に関する補足説明と臨床場面で実際に用いる際の留意点などについて述べる。

1．患者・家族向けの幻聴の治療のためのパンフレット

「正体不明の声」の治療のための手引き：10のポイント

【はじめに】

　私たちが毎日の生活を送っている際に，時として「まわりに人がいないのに，誰かの『声』が聞こえてくる」ことがあります。また，見知らぬ人が町中などで（たとえば，電車の中や道路ですれ違う際に），自分のことを話しているのが聞こえてくることもあります。こうしたことが一度だけあるのならば「気のせいかな？」と軽く受け流すこともできるでしょうが，度重なっておこると深刻になってきます。繰り返し聞こえる「声」によって，苦しめられ悩まされることが多いのです。

　このパンフレットでは，繰り返し聞こえるこうした「声」を「正体不明の声」と呼んでみました。実は，精神科では「正体不明の声」についての相談をお受けすることがしばしばあるのです。「声」は精神科の治療をとおして消してゆけますが，そのためには「声」を体験しているご自身やそのご家族に「正体不明の声」に関する知識を持って頂くことがとても役に立ちます。

　そこで，「精神科の医者は『正体不明の声』をどのようにみているか」をまとめてみたのがこのパンフレットです。「どういう条件が重なると『正体不明の声』が出現しやすいのか？」「『声』の正体は何なのか？」「放置すると，どんな悪影響がみられることがあるのか？」「どのように対処するのが有効か？」といった点を中心に，10項目に分けて書いてみました。

　このパンフレットの中に，皆様のお役に立てるところが少しでもあれば幸いです。

1)「正体不明の声」が生じるわけ：「4つの条件」＝不安，孤立，過労，不眠

　正体不明の声が聞こえることは，「①不安，②孤立，③過労，④不眠の四条件」が重なってしばらくの間続く際にしばしばみられる現象で，そう稀なことではありません。

　たとえば，「無菌室での治療」や「遭難」によって隔絶された状況におかれ

ると，正体不明の声が聞こえる場合があります。

　内科で，白血病などの治療中に患者さんの抵抗力が落ちると，無菌室に隔離して感染の危険から守ることがあります。無菌室の中で過ごすと，不安（大変な病気になってしまったらしい。これからどうなるのか？），孤立（原則的に本人以外は無菌室に入れません），過労（病気によるものに加えて，治療薬による吐気・貧血・脱毛などの副作用があり，心身とも疲れ切ってしまいます），不眠（不安が強く，薬の副作用があり，さらに体を動かさないことも重なり，不眠がちになりやすいのです），の四条件が揃います。それまで精神面で調子を崩したことのなかった人でも，無菌室での治療が1週間を越えると，正体不明の声が聞こえる体験をする場合があるのです。

　また，山や海で遭難した人の手記を読むと，しばしば正体不明の声が聞こえる体験がみられることがわかります。遭難した人は強い「不安，孤立，過労，不眠」状態にさらされるわけですが，数日すると，救助に来る人の声が聞こえたり，「もうだめだ」という声が聞こえたりすることがあります。

　こうした例からもわかるように，「不安，孤立，過労，不眠」の四条件が揃うと，誰でも正体不明の声が聞こえる体験をする可能性がある，とさえいえます。

　ただし，正体不明の声が聞こえる状態をこじらせると，時として精神病に移行して治りにくくなる場合があり注意が必要です。（きちんと対処すれば治りますので，過度のご心配は無用です。）

　なお，無菌室や遭難といった例を挙げましたので，あるいは「そうした例は極限的で特殊なできごとであって，一般の場合と事情が異なるのでは？」とお感じになったかもしれません。しかし，そうでもないのです。たとえば，生活の節目にあたるいくつかのできごとを思い浮かべてみて下さい。「受験，入学，卒業，留学，就職，恋愛や失恋，結婚，家族からの独立，転勤や昇進，引越，人間関係のトラブルや破綻，転職や退職」などの生活の節目に際して，「不安，孤立，過労，不眠」が生じやすいことは理解可能ではないでしょうか。これらの生活の節目においては，①何かと忙しくせわしない，②日常生活に大きな変化がみられることが多い，③心配事が生じやすい，④自分自身で最終的な責任を負わざるを得ない，などの事情があり，「不安，孤立，過労，不眠の四条件」が揃いやすいのです。

　加えて，現代の私たちの生活にはさまざまなストレスがつきまとっています。

さらには，昔と比べて核家族化がすすみ地域社会内の結びつきが薄れたこともあり，概して人間関係が希薄になってきている傾向があります。それで，通常の日常生活においても，無菌室や遭難に負けないほどの「不安，孤立，過労，不眠」状態が生じることが，残念ながら少なくないのです。

2）「正体不明の声」の精神科での呼び名（「幻聴」または「幻声」）と，そのいろいろな現れ方

　精神科では，正体不明の声が聞こえることを「幻聴」または「幻声」（幻の声が聞こえる体験）と呼んでいます。

　幻聴には，その聞こえ方によっていろいろなタイプがあります。まわりに人がいない状態で，①何を言っているかはっきりわかる声が外から聞こえる場合，②外から声が聞こえてくるが，内容ははっきり聞きとれない場合，③耳元や頭の中で声が聞こえる場合，などがあります。また，町中などで実際にいる人が，面と向かってではないがすれ違う時などに，何かを言ってくるのが聞こえることもあります。

　時には，「声に返事をすると，さらにまた応答が聞こえてくる」というように，相手と対話をかわすことができるように感じられる場合もあります。

　一方，時と場合によらず「声」がしばしば聞こえることもあれば，決まった場所や場面でよく聞こえることもあります。たとえば「自分のことが噂になっているのでは？」と気にして，苦手意識を持っている場所がある時などは，その気になり苦手意識を持っている場所（たとえば，家の近所や会社や学校）でよく聞こえることが少なくありません。（時には，その場所に近づくだけで聞こえてくることすらあります。）また，入浴中やトイレに入っている時に聞こえやすいという場合もあります。さらには，苦手な人に会う際や会う前後に「声」が聞こえてくることもあります。（これらの場所や場面には，幻聴を生み出す四条件のうちの「不安」を増大させるという共通点があるわけです。）

　また，他の音（たとえば，人の話し声，テレビやラジオの音声，電車の通過音）と一緒に「声」が聞こえてくることもあります。この形の幻聴は「機能的な幻聴」とか「同調性の幻聴」と呼ばれています。

　このように，幻聴にはいろいろな現れ方があります。また3）以下で触れますように，「幻聴の声の性質」や「幻聴で聞こえてくる内容」も多種多様であり，千差万別と言ってもよいくらいです。

3）「幻聴」のルーツ＝「ご本人の気持や考え」

　幻聴では，自分自身の声が聞こえてくることもありますが，むしろ他人の声が聞こえることが多いのです。その場合の「声」の主は老若男女さまざまであり，知人のこともあるし，知らない人のこともあります。また「声」の主が一人の場合もあれば，複数の人の声が聞こえることも少なくありません。（複数の声同士が話し合っているのが聞こえる場合もあります。）

　いずれにしても，多くの場合，自分の声とは違う声が実際に聞こえるのですから，それを本当に他人が話している声と受けとめるのは自然です。

　しかし，実は幻聴のルーツは「ご本人の気持や考え」です。「不安，孤立，過労，不眠の四条件」が重なり，ご本人の気持や考えの一部が他人の声という形をとって聞こえてくるのであり，実際の他人の声とは違うのです。（「幻聴」と「実際の他人の声」を区別することは，とても大切なことです。）

　夢の中で自分以外の人（たとえば，家族の誰かや友人）が出てきて，その登場人物の声が聞こえる感じを覚えることがありますね。その際の声のルーツは，明らかに夢をみている本人の気持や考えでしょう。それと似たことが起きている時に生じるのが幻聴だ，と考えてみるとよいかもしれません。

　なお，幻聴のルーツとなりやすいのは本人の気持や考えのうち，①後悔したり，自分を責めたりする考え，②自分でも気付きにくい，陰になりやすい気持（たとえば，ある人に感心する一方で，心の底で覚えることのある反発心），③他人の考えや言動の想像（たとえば，「あの人は，私のことをこんな風に思っているのではないか？」という想像）の３つが多いようです。

　以上述べてきましたように，精神科医は幻聴を「不安，孤立，過労，不眠が重なったことにより，ご本人の気持や考えの一部が『他人の声』という形で聞こえてくるもの」ととらえていますが，貴方の場合，少しでもそんな感じがしないでしょうか？　いかがですか？

4）「幻聴」がもたらす悪影響（１）：「不愉快や誤解」「自分の気持が誰かに伝わり，つつぬけになっているという恐怖感」

　幻聴を「実際の他人の声」と受けとめると，いろいろな誤解や混乱が生じて，その人の生活がつらく不自由なものになりがちです。先に説明しましたように幻聴は「不安」に伴い生じてくるものですし，「後悔したり，自分を責めたりする考え」が幻聴のルーツとなることが多いため，幻聴ではしばしば自分に対

する悪口が聞こえてきます。それで，幻聴の内容をそのまま真に受けると，不愉快になったり，傷ついたり，憤慨させられることが多いのです。

　また幻聴の内容は，（幻聴と同様，自分の気持や考えがもとになり，いろいろな声が聞こえてくる「夢」の場合と同じように）荒唐無稽なことが多いので，それを信じ込んでしまうと，とんでもない誤解や思い違いが生じてしまいがちです。時には，幻聴の内容を信じ込み，幻聴の指示や命令に従っておかしな行動をとってしまうこともあります。

　さらには，面識のない人たちが町中などで自分のことを話している「声」が聞こえる場合，その「声」を真に受けてしまうと，「相当大がかりに自分のことが噂になっているらしい」とか「自分のことが知れ渡り大変な事態になっているようだ」などという誤った判断を下しがちです。

　加えて，先ほど紹介しましたようにテレビやラジオの音声にのって「声」が聞こえてくることがあるのですが（「機能的な」あるいは「同調性の」幻聴），この種の幻聴を真に受けると，「テレビやラジオで自分のことを放送している」とか「『通常の放送』と『裏の放送』が二重に放送されている」というはなはだしい思い違いが生じてしまうことすらあります。

　一方，幻聴のルーツは本人の気持や考えですから，（その内容に荒唐無稽な面があると同時に）どこかで自分のことや自分の心の動きに正確に符合している面があります。また，同じ理由から「声が聞こえてくる間合いがよく，ピッタリ合ったタイミングで聞こえる」という感想を抱くことも多いのです。それで幻聴を真に受けると，自分の気持が誰か（＝幻聴を発している人，しばしば正体不明で無気味な人，複数の人の場合もある）に時々刻々と伝わり，つつぬけになっているのではないか，という疑い・不快感・恐怖感などが生じやすいのです。

　「自分の気持が誰かに時々刻々と伝わり，つつぬけになっているという恐怖感」を体験すると，人間は誰でも理由やわけを考えるのが当然ですから「隠しマイクで盗聴されたり，組織的に監視されているのではないか？」とか「自分の気持をテレパシーや超能力で読まれているのではないか？」とか「人の心を見通すことができ，他人の心に影響を与えることのできる新しい科学機械（たとえば『脳波を操る機械』）で人体実験されているのでは？」などと推測することが多いのです。

　また，「自分の気持がつつぬけになっている」と感じていると，本来他人に

は内緒にし，隠しておきたいような気持が頭に浮かんだ際にも，困ってしまいがちです。たとえば，知人の悪口が頭に浮かぶ時や，ある人への密かな好意を自覚する時などがそうです。そうした際に，「このことも伝わってしまう」と感じると，つらさが増したり，混乱が強まりがちです。

　さらには，「自分のことをいつも見透かしている正体不明の相手」を想定すると，いつもその相手から監視されていると感じられることもあります。この感覚が高じると，一人で部屋にいる時などにも，「誰かに見られている」と感じたりします。

　以上みてきましたように，「自分の気持がつつぬけになる」と感じていると，自分の気持を隠しておくことができなくなり，個人のプライバシーが守れないつらい事態が生じます。この状態に陥ると，心の休まる時が少なくなってしまいます。（ある人は，「いつも晒し者になっているようでつらかった」と述べていました。）自分の気持が誰かに伝わり，つつぬけになっているという恐怖感が生じることは，幻聴のもたらす悪影響の最たるものの一つです。

5）「幻聴」がもたらす悪影響（2）：「いろいろな偶然の出来事が，皆自分と関係あるかのようにみえてくる」

　自分の気持が誰かに伝わり，つつぬけになっていると感じて疑心暗鬼の目でまわりを見回すと，いろいろな偶然の出来事が，皆自分と関係あるかのようにみえてくることがあります。

　たとえば，通りがかりの人が「咳払いをする」「視線をはずす」「ふと笑う」「自分と同じ方向に歩いて行く」という場面を思い浮かべてみましょう。こうした日常ありふれたことも，「まわりに自分のことが伝わっている」と感じて「自分のことが調べられたり，噂になっているのではないか？」などと心配していると，特別な意味を持ってくることがあります。「あの咳払いは自分への当てつけではないか？」「視線をはずしたあの人は，自分を監視している一味ではないか？」「自分のことを知っていてわざと笑ったのでは？」「同じ方向に歩いて行くあの人は，自分をつけているのではないか？」といった具合です。

　時には，自分と何かしら関連のある新聞記事やテレビの報道をみて，「これは自分のことを言っているのだ。報道機関もグルになっているに違いない」と信じ込んでしまう場合もあります。

　このように，いろいろな偶然の出来事の中に，自分への特別な意味を感じと

って信じ込んでしまい，違う見方の可能性をすべて否定する受けとめ方は，「妄想」と呼ばれています。

ちなみに，違う見方の可能性を1％でも認められる場合は妄想とは呼びません。たとえば「咳払い」をうさん臭く感じて「自分への当てつけではないか？」と感じる一方で，「咳払いの癖のある人なのかもしれない」「単に風邪をひいているだけかもしれない」「ヘビー・スモーカーで痰がからみやすいのかな？」などと想像できる余裕が少しでもあれば，これは妄想とは言いません。（このように，なるべくいくつかの違う見方や可能性を考えたり想像したりしてみて下さい。気持にゆとりが生まれることが多いですよ。）

なお，「幻聴」と「妄想」と「不安，孤立，過労，不眠の四条件」には，互いに相手を強め合う働きがあります。そのため，幻聴が聞こえる状態を放置すると，この三者が互いに相手を強め合う悪循環が生じて，回復が難しくなる場合が少なくないのです。

なお，幻聴は時として悪影響ばかりとはいえない影響をもたらすことがあります。たとえば，「聞こえてくると寂しさが紛れる」「幻聴の主と交信できて楽しい」「自分を励ます声が聞こえると助かる」といった具合です。また，幻聴体験をとおして「自分の心の一面がわかった」という場合もあります。確かにこうしたメリットがみられることもありますが，全体からみるとこれまで説明してきたような悪影響の方がはるかに多い場合がほとんどです。やはり，きちんと治療した方が生活しづらさが減り，ご本人の利益につながることが多いと思います。

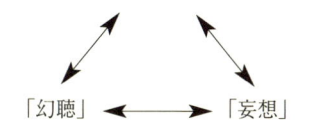

図　「不安，孤立，過労，不眠の四条件」と「幻聴」と「妄想」が，互いに相手を強めあい悪循環を形成する模式図

6）「幻聴」の治療法の基本

「幻聴」は，①ご本人の，生活のすごし方や幻聴の受けとめ方の工夫，②ご家族の理解と援助，③精神科スタッフによるアドバイスや投薬をとおして，消してゆくことができます。この三者の協力の総合が，精神科の治療なのです。

幻聴の治療の4つの柱は，ａ．生活のすごし方に注意を払う（「不安，孤立，

過労，不眠の四条件」をなるべく避ける），b．精神科の専門家との相談を継続する，c．当面は精神安定剤を服用する，d．幻聴の受けとめ方を工夫する，といえましょう。［各々の詳しい内容は，以下の7）から10）までで説明します。］

7）「幻聴」に対処するための生活上の注意

　幻聴が消えてゆくようにするためには，まず現在の生活から「不安，孤立，過労，不眠の四条件」を減らすことが大切です。当面，あせらず無理をせず養生に努めて，この4つの条件を減らすように工夫してみましょう。しばらくの間は，極力「過労」や「不眠」を避けて，充分寝るように心がけて下さい。
　また精神科医や看護師，心理療法士，保健師，ケースワーカーなどのスタッフは，話し合いなどをとおして「不安」を減らすため，そして「孤立」を避けるための相手と思ってみて下さい。さらには，幻聴が消えてゆくようにするための専門的な知識の情報提供者と位置づけてみて下さい。

8）「幻聴」への精神安定剤の効果

　当面の間，「精神安定剤」（神経遮断薬）を飲むことも必要です。安定剤は，「4つの条件」のうちの「不安」を減らして「不眠」を治し，心身の「過労」状態を改善することをとおして，悪循環を断ち切り，ご本人の回復を援助します。安定剤には，幻聴が聞こえている神経の過敏な状態を和らげてくれる作用があるのです。
　もし，安定剤を服用することに関する心配があれば，率直に主治医に伝えて下さい。心配な点に関して説明致します。たとえば，安定剤を徐々に減らすやり方について説明しますので，「一生飲み続けなくてはいけないのだろうか？」などと先走って心配しないようにして下さい。

9）「幻聴」の受けとめ方＝「幻聴は実際の他人の声ではない」

　幻聴が消えてゆくようにするためには，幻聴の受けとめ方を工夫することも大切です。「声」が聞こえても，実は，実際の他人の声ではなく，4つの条件が重なって生じたノイローゼの症状であることを忘れなければよいのです。
　「実際の他人の声ではない」ととらえることができると，「自分の気持が誰かに伝わり，つつぬけになっているという恐怖感」が，誤解に基づいているとわ

かります。「声」のルーツは自分自身の気持や考えなのだから,「声」が自分のことを良くわかった内容であったり,タイミングよく聞こえてくるのは当たり前,と合点がいくわけです。すると,自分の気持が誰かに伝わり,つつぬけになっているという恐怖感が薄らぎます。

さらには,「黙っていれば,自分の気持が無闇に他人に伝わることはない」という感覚を取り戻すことができます。これは,元来あったいわば当たり前の感覚ですが,人間の心の自由と健康を守り育てるためには,この感覚がとても大切な役割を果たすのです。この感覚が戻ってくると,日常生活を送る中での不安（たとえば,人混みの中で感じる圧迫感や緊張感）が減り,安心感やゆとりが生まれてきます。

また「自分の気持が誰かに伝わり,つつぬけになっているという恐怖感」が薄らぐと,いろいろな偶然の出来事が,皆自分と関係あるかのようにみえることも減り,さらには幻聴自体も消えてゆくことが多いのです。

このように「実際の他人の声ではない」という認識が,先ほど紹介しました「幻聴」と「妄想」と「不安,孤立,過労,不眠の四条件」の悪循環を断ち切るきっかけの一つになります。

またこの認識は,次の10)でご紹介する「幻聴を気にかけず,相手にしない」態度をとるためにも役立ちます。

10)「幻聴」への態度＝「気にかけず,相手にしない」

幻聴が消えてゆくようにするためには,「声」の内容をなるべく気にかけず,相手にしないで,無視することも役に立ちます。気にかけず,相手にしない態度をとれると,幻聴を真に受けることによって生じる不愉快や誤解が少なくなります。逆に,幻聴の内容をいちいち気にかけたり,むきになって頭の中で相手に反論したりすると,幻聴による不愉快や誤解がふえる上に,幻聴が出現する頻度が増したり内容がエスカレートしがちです。（むきになり感情的になってしまうと対立が強まるのは,世の常ですよね。）

人によっては,気にかけず,相手にしない態度をとった上で,さらに「一旦頭の働きを止めて考えるのをやめると,『意地悪だね』と一言言い残して声が止まり楽になる」とのことです。（幻聴のルーツは自分の気持や考えですから,頭の働きを止めて考えるのをやめると声も止まる,というのは理にかなっていますね。）また,声を気にしないようにして,好きな音楽を聴いていると聞こ

えなくなる、という人もいます。このように、自分なりのやり方で幻聴に対処する方法がみつかると、大分楽になるようです。

「幻聴を相手にしない」というと、「実際に他人から話しかけられているのに、それを幻聴と取り違えて『相手にしない』ことで不都合がおきはしないだろうか？」という心配があるかもしれません。それに対しては、とりあえず「幻聴か実際の声かがわかりにくい時は、話している人が目で確認できて、その人が面と向かって自分に語りかけてくる時だけ相手にする」という方針でやってみてはどうでしょうか？（本当に用事があれば、相手は面と向かって話しかけてくることがほとんどですよね？）

また「気にかけず、相手にしない」態度をとると、声の主に悪いのではないか、と感じるかもしれません。しかしもう一度振り返ってみて下さい。「声」のルーツは自分の考えや気持です。声の主は幻の存在であり実在しないので、決して声の主に悪いということはありません。気にかけず、相手にしないことは、疲れた自分の心を休ませて自分を大事にすることにつながるのです。

さらに、人によっては「幻聴のルーツが自分の考えや気持ならば、その内容をきちんと受けとめて吟味することが自分を知ることにつながるのではないか？」と考えるかもしれません。しかし、そうでもないのです。そのことを、また夢を例にとって説明してみましょう。夢のルーツも自分の考えや気持ですが、夢の内容をいちいち真に受けて考え込む人はいませんね。考え出したらきりがありませんし、意味もありません。それと同じように、幻聴の内容も真剣に受けとめて考え込んだりしないで、気にかけず相手にしない方がよいのです。幻聴の内容をいちいち検討していると幻聴が強くなるという悪影響が出やすいこともあり、気にかけず相手にしないやり方をお勧めします。

なお、幻聴が聞こえていない時に、「こういう時には、どんなことを言ってくるだろう？」と聞き耳を立てることがきっかけとなり、幻聴が始まってしまう場合があります。また、せっかく幻聴が止まっている時に、幻聴を発している（と想定している）相手に自分から話しかけることで幻聴が出現してしまうこともあります。（これは、一風変わった形の自問自答の開始、とみなすことができるかもしれませんね。）このように、「聞き耳を立てる」とか「話しかける」ことはしない方が無難です。

以上述べてきましたように、①幻聴が聞こえても、実際の他人の声ではないのだから、気にかけず相手にしない態度をとり、②幻聴が聞こえていない時に、

聞き耳を立てたり話しかけたりして「寝た子を起こす」ようなことはしない方針をとれると，早い回復につながります。

　このパンフレットの内容は，あくまで「精神科の医者は『正体不明の声』をこのようにみている」ということの紹介です。「正体不明の声」に関する一参考資料として受けとめて，ご自分の体験と比べてみて下さい。
　　ここでは，多くの場合にみられる典型的な例を挙げましたので，人によってはご自身の体験の実感にそぐわないところがあるかもしれません。そのようなところがあり，もしさしつかえなければ面接の場で教えて下さい。お教え頂くことで当方の理解が深まり，治療にも良い影響があると思います。

おわりに

　本章では，パンフレットの内容全体を紹介した。次章では，①パンフレットの内容に関する補足説明，②パンフレットを臨床場面で用いる際の留意点，③本パンフレットに対する患者・家族の感想を調べたアンケート調査の結果，を述べる。

文　献

1) 原田誠一：幻声に対する精神療法の試み——患者の幻声体験のとらえ方に変化を与え，幻声への対処力を増すための認知療法的接近法．中安信夫編：分裂病の精神病理と治療8——治療をめぐって．星和書店，1997．(本書，第1章)

第4章

幻聴治療のためのパンフレットの利用法
―― 幻聴に対する認知療法的接近法（2）――

はじめに

　筆者は，幻聴に対する治療をより有効なものにすることを目的として「幻聴に対する認知療法的接近法」を考案・作成し[5]，さらにその内容をわかりやすく10項目にまとめて患者・家族向けに「幻聴の治療のためのパンフレット」を作った[6]（前章を参照）。臨床場面でこのパンフレットを患者や家族に手渡して読んでもらったところ，口頭による説明のみを行っていた時よりも，理解の度合が増したり，治療効果の持続性が向上するという感触が得られた。
　前章ではパンフレットの内容全体を紹介したが，本章では，パンフレットの内容に関して若干の補足説明を行った上で，臨床場面で実際に用いる際の留意点を述べる。さらに，このパンフレットを手渡して説明を加えた患者・家族を対象としてアンケート調査を行い，①本パンフレットの内容が理解可能であったか否か，②有用性があったか否かを調べたので，その結果を報告する。

1．パンフレットの内容に関する補足説明

　本パンフレットの具体的な内容については前章を参照して頂くことにして，ここでは項目毎に若干の補足説明を行う。
　第1項目　「正体不明の声」が生じるわけ：「4つの条件」＝不安，孤立，過労，不眠
　パンフレットの一番初めの項目では，幻聴が生じやすい状況因子として「不安，孤立，過労，不眠」の四条件を明示して，この「四条件が重なってしばらくの間続く」と「誰でも幻聴を体験する可能性がある」と述べる点が特徴とな

っている。実際の臨床場面では，ほとんどの場合に患者や家族は「幻聴が出てくる前に，これらの四条件（の内の少なくともいくつか）があった」と同意する。そして幻聴が生じやすい状況に関する情報を得ることで，幻聴にある謎めいた未知性が薄らぎ，その影響力が低下してゆくという治療の展開が始まる。またこの認識は，「おかしな声が聞こえてきて，精神科を受診することになってしまった」という，患者や家族が抱きがちな引け目やこだわりを和らげるためにも有用である。

なお，「生活の節目にあたるできごと」に際して「不安，孤立，過労，不眠が揃いやすい」と説明しているところは，発病状況論で従来から言及されている内容（出立[8]，個別化原理の危機[9]，巣立ち[18]など）を，筆者らの表現で患者・家族向けにわかりやすく述べようとしたものである。

第2項目 「正体不明の声」の精神科での呼び名（「幻聴」または「幻声」）と，そのいろいろな現れ方

ここでは，「正体不明の声」に対応する精神科の用語があることを伝えた上で，幻聴にいろいろな現れ方があることを詳しく説明する。この説明を聞いて納得した後に，「自分一人だけがこのような体験をしているのかと思っていた」と述べる患者は少なくない。（こうした述懐が得られた場合，治療が順調に進展していると判断することができよう。）

なお，ここで幻聴の現れ方の多様性をきちんと説明しておかないと，得てして患者は「自分の体験にはパンフレットの説明と違うところがある。だから自分の体験は『幻聴』とは違う」と判断しがちである。たとえば，「いろいろな人の声が聞こえる」「外から聞こえるのではなく頭の中で聞こえる」「学校にいる時だけ聞こえる」「他の音と一緒に聞こえる」場合があることを説明しておかないと，自分の体験のそうした特徴を理由にして「自分のはパンフレットに書いてある『幻聴』とは違う」と判断することが少なくない。

第3項目 「幻聴」のルーツ＝「本人の気持や考え」

幻聴の素材・原料が本人の思考であることは，西丸[14]，中安[11]，立津[15]ら諸家がすでに指摘してきたことである。ここではその指摘を紹介し，さらに幻聴の素材・原料になりやすい思考内容に3種類のパターンがあるようにみえる[5]ことを伝える。3種類の思考パターンを紹介することによって，「幻聴のルーツは本人の気持や考え」という説明の理解が促進される場合が少なくない。また，患者によっては「自分の場合の主なパターン」を治療者に教えてく

れて，治療の進展に良い影響がみられることがある。(たとえば，「私の場合は主に『他人の考えや言動の想像』です」と教えてくれる場合。)

　第4項目　「幻聴」がもたらす悪影響（1）：「不愉快や誤解」「自分の気持が誰かに伝わり，つつぬけになっているという恐怖感」

　この項目では，幻聴がもたらす直接的な悪影響を説明した上で，幻聴から二次的に生じがちである「自分の気持が誰かに伝わり，つつぬけになっているという恐怖感」について詳しく説明する。この，自分の気持が誰かに伝わり，つつぬけになっているという恐怖感を特に重視してとりあげた理由は，「つつぬけ体験」[10]（あるいは「秘密を持ちえない」体験[2]，「見知らぬ世界に晒されている」体験[3]）が患者に強い不安と苦しみをもたらすことが多く，また二次的な妄想形成においても重要な役割を果たすと思われることである。加えて，幻聴が消褪して寛解状態に入った後にも，つつぬけになることがありうるのかもしれないという漠然とした感覚が残り，自我境界[4]（あるいは内的境界[19]）の修復が不充分なままに留まって再発準備性が高まることが少なくないと筆者らが考えていることも，つつぬけ体験を詳しく説明した理由の一つである。

　第5項目　「幻聴」がもたらす悪影響（2）：「いろいろな偶然の出来事が，皆自分と関係あるかのようにみえてくる」

　ここでは，幻聴とつつぬけ体験の組合せからさらに関係・被害妄想が生じがちであることを説明する。この手順で妄想形成の説明を行うと，かなりの割合で患者や家族の理解が得られ，「そういうことだったのか」と納得してもらえる印象がある。また「違う見方の可能性を1％でも認められる場合は妄想とは呼ばない」と述べ，「なるべくいくつかの違う見方や可能性を考えたり想像してみて下さい」と誘っている部分に，治療的配慮がこめられていることは言うまでもないであろう。

　なお，「不安，孤立，過労，不眠の四条件」と「幻聴」と「妄想」の三者が互いに相手を強め合い悪循環を形成する模式図[5]を提示すると，多くの場合に患者と家族は理解を示す。そして「こういう事情があるから治療が必要なんですね」と，治療の必要性を納得するきっかけとなることが少なくない。

　第6項目　「幻聴」の治療法の基本
　第7項目　「幻聴」に対処するための生活上の注意
　第8項目　「幻聴」への精神安定剤の効果
　これらの3項目は，精神科スタッフにとっておおむね常識的な内容といえよ

う。この3項目に関連しては，次の2点を付記するにとどめる。1つは，第7項目にある「不安，孤立，過労，不眠を減らすことが大切」という何気ない箇所を契機として，患者が実感をこめて現在の生活にある問題点や過去の生活史にまつわる葛藤について語り出し，治療者の理解が深まる場合が少なくないことである。2つ目は，第8項目で「精神安定剤」の役割を「悪循環を断ち切り本人の回復を援助」することと述べている箇所に，抗精神病薬を本人に備わる生物学的修復システムを活性化する手段とみなすネオヒポクラティズムの立場（八木[17]による）に合致する面があることである。

第9項目　「幻聴」の受けとめ方＝「幻聴は実際の他人の声ではない」

ここでは，「不安，孤立，過労，不眠の四条件」に伴い「本人の気持や考えを素材・原料として幻聴が生じる」ことを再確認した上で，「幻聴は実際の他人の声ではない」という受けとめ方（認知）を身につけて，「黙っていれば，自分の気持が無闇に他人に伝わることはない」という感覚を取り戻すことの大切さを伝える。筆者らは，この感覚が回復して自我境界の綻びを繕うことができると，患者の不安が軽減し，さらには再発準備性の低下や再発時の早期回復にも寄与しうるのではないかという印象（あるいは期待）を持っている。

第10項目　「幻聴」への態度＝「気にかけず，相手にしない」

「幻聴を『気にかけず，相手にしない』とよい」という内容を，患者にこのままの形で伝えても納得が得られない場合が多いことは臨床家の常識であろう。しかし本パンフレットで示した手順をふまえてこの説明をすると，かなりの割合の患者が「気にかけず，相手にしない」対処行動をとることの重要性を認識して，実際に練習を始めるように感じられる。

なお，ここで述べている「聞き耳をたてることはしない方が無難」という部分は，アリエッティ（Arieti）が述べている助言[1]の紹介である。筆者らの臨床経験によれば，患者によっては「聞き耳をたてる」にとどまらず，より積極的に「幻聴を発している相手に自分から話しかける」ことが契機となり幻聴が始まることがある[5]ため，話しかけない方がよいという助言も加えてみた。

また，「一旦頭の働きを止めて考えるのをやめると，声が止まり楽になる」という患者の対処行動を紹介したのは，①この方法が他の患者においても有効な場合がある上に，②「幻聴のルーツは本人の気持や考え」という説明の了解を促進する材料にもなるからである。（この対処行動は，行動療法の技法の一つである思考停止法[16]を自ら効果的に行っているものとみなすことができよ

う。また，岩井の対処行動の分類[7]によれば「正の対処」の一種ということになろう。）

2. 本治療法の適応対象と臨床場面での施行法

　このパンフレットを用いる治療法は，幻聴を体験しているほとんどの患者及びその家族に適応できる可能性があると思われる。本法の適応対象は統合失調症に限られておらず，うつ病や統合失調感情病，アルコール幻覚症や覚醒剤乱用などに伴い幻聴がみられる場合にもよい適応がある。筆者らの限られた経験に基づく印象であるが，統合失調症以外の疾患の場合の方が患者の理解が概して良好なように感じられる。統合失調症以外の患者の場合，幻聴体験に対する違和感が残っていて，漠然とした病感があることが少なくないため，本法の説明を受け入れやすいのであろう。一方統合失調症の場合には，軽症のケースでは有効なことが多いが，重症例では十分な有効性を示せないことが少なくない。

　このパンフレットの利用の禁忌は，治療者が患者や家族に「『正体不明の声』が生じるわけや治療法について解説したパンフレットを用意してみました。ここにそのパンフレットがありますが，読んでみたい気持がありますか？　それとも今は不要ですか？」と尋ねる際に，相手が「今は不要」と意思表示する場合である。筆者らは，そうした場合には「では，そういうパンフレットがあることを覚えておいて下さい。もしも，読んでみたくなることがあったらそう言って下さい」と伝えるようにしている。

　本法の施行を慎重に考えるべき例には，①急性期の幻覚妄想状態にある患者で，このパンフレットをみせることが過剰な負担となって混乱が強まり，患者の利益につながらない可能性がある場合，②慢性期の患者で，長期にわたって体験してきた幻聴に対する新しい見方を提示することが患者に強い動揺を与える可能性を否定できない場合，がある。また，精神発達遅滞がある症例や加齢などに伴い理解力が低下している症例においても，このパンフレットをこのままの形で使用することは困難であろう。（こうした患者用に，異なるバージョンを用意する必要があると考えている。）

　前述の「パンフレットを読んでみたい気持がありますか？」という治療者の質問に対して，相手が「読んでみたい」と意思表示したならば，治療者は患者

や家族にパンフレットを手渡して，自ら順に読み上げながら，適宜理解しにくい部分の有無を確認したり質問を受けたりしてすすめてゆけばよい。（患者によっては，「家に帰って一人で読んでみたい」と希望することがある。その際には，その場ではパンフレットを手渡すのみとして説明は加えない。次の面接の時に，感想を尋ねたり質問の有無を聞くことになる。）

なお，本パンフレットの分量はかなり多く，全体を読み上げるには相当の時間を要する。そこで，①外来の診療などで時間を十分とれない場合，②長時間の説明に患者が耐えにくい場合などでは，パンフレットの各項目の表題と内容の要約を記した短縮版である「『正体不明の声』の治療のための手引き：10項目の表題とエッセンス」を用いるようにしている。その際には，短縮版を読み上げた後にパンフレットの完全版を手渡して，面接が終わった後に読んでもらうようにする。パンフレットの短縮版である「10項目の表題とエッセンス」の内容を，資料（次頁）に示す。

3．本法の治療効果の予備的調査の結果

このパンフレットを用いた治療法の効果については，後日あらためて検証する予定であるが，予備的に筆者はパンフレットに対する患者・家族の感想を調べてみた。調査は，パンフレットを手渡した患者・家族に対して「パンフレットの内容をより良いものにするために，感想を聞かせてもらえますか？」と質問して同意を得た上で行った。今回の調査は，無記名・郵送によるアンケート方式で実施し，①パンフレットの各項目が理解可能か否か，②パンフレットの内容に有用性があるか否かを尋ねた。対象数は，患者30名（全員統合失調症患者），家族16名であり回答の回収率は100％であった。アンケートの内容と回答結果を表1，2に示す。表1からわかるとおり，今回のアンケートの結果，家族のみならず患者もおおむね各項目の内容を「よく理解できる」または「一部理解できる」と回答しており，かなりの割合でパンフレットの内容の理解が可能であったと推定することができよう。また表2に示したように，パンフレットの有用性については，患者・家族共に全員が「役に立った」面があると回答していた。患者の中に「内容が理解できなかった」と回答した者が1名，「精神病のことが書いてありこわくなった」と回答した者が2名おり，今後本法を施行していく上で留意しなくてはいけない指摘と思われるが，全体の結果

【資料】「正体不明の声」の治療のための手引き：10項目の表題とエッセンス

1. 「正体不明の声」が生じるわけ：「4つの条件」＝不安，孤立，過労，不眠
- 「正体不明の声が聞こえる」ことは「①不安，②孤立，③過労，④不眠」が重なって，しばらくの間続く際にしばしばみられる現象で，そう稀なことではありません。（例えば，「無菌室での治療」や「遭難」の際にみられることのある「声」）
- 日常生活においては，「受験，就職，留学，家族からの独立，人間関係のトラブルや破綻」などの「生活の節目」に際して，この4つの条件が揃い「声」が生じがちです。
- 「正体不明の声」は精神科の治療を通して消してゆけますが，放置してこじらせると精神病に移行して治りにくくなる場合があるので，注意が必要です。

2. 「正体不明の声」の精神科での呼び名（「幻聴」「幻声」）と，そのいろいろな現れ方
- 精神科では，正体不明の声が聞こえることを，「幻聴」または「幻声」（幻の声が聞こえる体験）と呼んでいます。
- 幻聴の現れ方には，いろいろな種類があります。

3. 「幻聴のルーツ」＝「ご本人の気持や考え」
- 幻聴では他人の声が実際に聞こえるわけですから，それを「本当に他人が話している声」と受けとめるのは自然です。しかし，実は幻聴のルーツは「本人の気持や考え」です。「実際の他人の声」とは違うのです。（この区別がとても大切です。）
- 夢をみている時に，夢の中に登場する人物の「声」が聞こえる感じを覚えることがありますが，その「声」のルーツは本人の気持や考えですね。夢と似た現象が起きている時に生じるのが幻聴だ，と考えてみるとよいかもしれません。

4. 「幻聴」のもたらす悪影響①：「不愉快や誤解」「自分の気持が誰かに伝わり，つつぬけになっているという恐怖感」
- 幻聴を「実際の他人の声」と受けとめるといろいろな誤解や混乱が生じて，その人の生活がつらく不自由なものになりがちです。声の内容で不愉快にさせられたり，自分の気持が誰かに伝わり，つつぬけになっているという恐怖感が生じたりして，心の休まる時が少なくなります。

5. 「幻聴」のもたらす悪影響②：「いろいろな偶然の出来事が，皆自分と関係があるかのようにみえてくる」
- 「自分の気持が誰かに伝わっている」と感じて疑心暗鬼の目で周りを見回すと，偶然の出来事が皆自分と関係があるかのようにみえてくることがあります。いろいろな偶然の出来事の中に，自分への特別な意味を感じとって信じ込み，違う見方の可能性をすべて否定することは「妄想」と呼ばれます。（ちなみに，違う見方の可能性を1％でも認められる場合は，妄想とは呼びません。）
- 「幻聴」と「妄想」と「不安，孤立，過労，不眠の4条件」には，互いに相手を強め合い悪循環を生み出す作用があります。それで，幻聴が聞こえる状態を放置すると，回復が困難になることがあるのです。

6. 「幻聴」の治療法の基本
- 幻聴は，ご本人，ご家族と精神科スタッフの共同作業（＝精神科の治療）を通して消してゆけます。
- 幻聴の治療の4つの柱は，①生活の送り方に注意を払う（「不安，孤立，過労，不眠」を減らす），②精神科の専門家との相談を継続する，③当面は精神安定剤を服用する，④幻聴の受けとめ方を工夫する，ことです。

7．「幻聴」に対処するための生活上の注意
・幻聴を消してゆくためには，まず現在の生活から「不安，孤立，過労，不眠」を減らすことが大切です。当面，「過労」や「不眠」を避け，十分寝るようにしましょう。

8．「幻聴」への精神安定剤の効果
・「精神安定剤」を飲むことも必要です。安定剤は，「不安」を減らして「不眠」を治し，「過労」状態を改善することを通して回復を援助します。

9．「幻聴」の受けとめ方＝「幻聴は実際の他人の声ではない」
・幻聴を消してゆくためには，「声」が聞こえても，「実は，実際の他人の声ではない」ことを忘れないと良いのです。
・こう受けとめることができると，「自分の気持が誰かに伝わり，つつぬけになっているという恐怖感」が薄らぎます。さらには，「黙っていれば，自分の気持が無闇に他人に伝わることはない」という感覚を取り戻すことができます。

10．「幻聴」への態度＝「気にかけず，相手にしない」
・「声」の内容をなるべく気にかけず，相手にしないようにすることも大切です。声の内容をいちいち気にかけたり，むきになって頭の中で相手に反論したりすると，幻聴が出現する頻度が増えたり内容がエスカレートしがちです。
・また，せっかく幻聴が止まっている時に，「聞き耳を立てる」ことや「話しかける」ことで幻聴が生じてしまう場合があります。こうしたことはしないほうが無難です。

からは患者・家族の主観的な判断による有用性は高かったといえよう。

またパンフレットを渡した後の個別の感想の聴取では，「前に口頭で聞いた時よりも，今回の方がしっかり理解できた」とか「これを読んで病気の輪郭がはっきりつかめたし，声に対処するコツもわかった気がする」という類のものが多くみられた。中には「いつでもこのパンフレットを手元に持っていて，危なくなると読み返すようにしている」という利用法を教えてくれた患者や，「これまで病気を全然理解してくれなかった配偶者にみせたら，態度が変わった。大分理解してくれるようになった」と報告してくれた家族の方もいた。また，「以前は薬を飲んで何となく幻聴が止まったけれど，その時の感じと今は違う。自分が体験したことの正体がわかって，スッキリして楽になった。病気をする前の安心感と透明感が戻ってきた」との感想を述べた患者もいた。

さらには，病識が無く通院・服薬を拒否している統合失調症患者の家族の相談にのっている際に，このパンフレットが有用性を示した事例があるので紹介したい。筆者がパンフレットの存在をその家族に話すと，家族は「是非読んでみたい」と答えた。そこで家族にパンフレットを手渡して説明したところ，「これを本人にも見せていいですか？」と質問してきた。筆者は，「無理に読ませるのではなく，本人が関心を持ったら見せるようにして下さい。『医者が正

表1　「パンフレットの理解」に関するアンケートの内容と回答結果

対象：患者＝30名（全員統合失調症患者）アンケート実施時の状態：
初発・幻聴（＋）6名，再発・幻聴（＋）8名
寛解・幻聴（－）8名，不完全寛解・幻聴（＋）8名
家族＝16名

（1）アンケート結果

「パンフレット」の「10項目」それぞれについて，
あなたの感想に一番近いところに○を記入して下さい。

	よく 理解できる	一部 理解できる	理解 しにくい	全く 理解できない	その他
項目1	(　)	(　)	(　)	(　)	(　)
2	(　)	(　)	(　)	(　)	(　)
︙					
10	(　)	(　)	(　)	(　)	(　)

（2）回答結果：そのまま記載されている値は「患者の回答者数」
（n＝30）（ ）内の値は「家族の回答者数」（n＝16）

項目	よく 理解できる	一部 理解できる	理解 しにくい	全く 理解できない
1	26(14)	3(2)	0(0)	1(0)
2	23(15)	6(1)	1(0)	0(0)
3	24(12)	3(4)	2(0)	1(0)
4	25(14)	3(2)	1(0)	1(0)
5	21(16)	7(0)	0(0)	2(0)
6	25(15)	3(0)	0(1)	2(0)
7	27(15)	2(1)	1(0)	0(0)
8	26(14)	3(2)	0(0)	1(0)
9	26(14)	1(2)	2(0)	1(0)
10	27(16)	2(0)	0(0)	1(0)

＊「その他」に○をつけた者は，1人もいなかった。

体不明の声についてのパンフレットを作ったというので，もらってきた。読んでみるかい？』と尋ねて，『読んでみる』と答えたら渡してみて下さい」と返答した。すると，その次の面接に本人自らが手にパンフレットを握り締めてやってきて，「僕のは（幻聴とは）違うと思うけどなあ」と言いつつも治療者の説明に耳を傾け，それ以降現在までのところきちんと通院・服薬している。

今回紹介したアンケートの結果やこうした個別の事例は限られた対象に基づ

表2 「パンフレットの有用性」に関するアンケートの内容と回答結果

【設問】「パンフレット」に，役に立つところはあったでしょうか？ あてはまる「数字」と「アルファベット」それぞれに，いくつでも○をつけて下さい。

	患者の回答者数 (n = 30)	家族の回答者数 (n = 16)
1．役に立った	30	16
a．幻聴が出現する理由がわかった	28	14
b．幻聴の治し方がわかった	26	15
c．その他（　　　　　　　）	3 *	0
2．役に立たなかった	2	0
a．内容が理解できなかった	1	0
b．自分の体験とは別のことが書いてあり関係ない	0	0
c．その他（　　　　　　　）	1 **	0
3．かえって害があった	2	0
a．精神病のことが書いてあり恐くなった	2	0
b．自分の体験が誤解されておりつらかった	0	0
c．その他（　　　　　　　）	0	0
4．その他（　　　　　　　）	0	0

＊：「役に立った」の中の「その他」の内容
　　精神病に関する知識が増えた　　　　　　　　　　　　　　　　　　1名
　　自分にないところもあったが，それも参考になった　　　　　　　　1名
　　幻の声は「自分がかかわってきた人の魂の声」との感じは残っています　1名
＊＊：「役に立たなかった」の中の「その他」の内容
　　自分は，幻聴だけではないと思っています　　　　　　　　　　　　1名

いており，直ちに一般化することができないのは言うまでもない。調査を行った筆者の勤務する病院の特性もあり，比較的病態の軽い患者とその家族が今回の調査の主な対象となっているし，治療者への遠慮やねぎらいが結果に影響を与えていると推定される。加えて，今回のアンケートはパンフレットを渡した直後に行っており，この結果からは筆者らが目標の一つとしている「再発準備性の低下や再発時の早期回復への寄与」に関する判断は下せない。これらについては，今後複数の施設で共同調査を実施して検証する予定である。

4. 本治療法の特徴と作用機序

　ここでは，本治療法の特徴と作用機序に関して考察を行う。今回紹介した治療法は，幻聴とそれに基づく二次的な妄想という精神病理現象に対して，患者の主観的体験の側面から治療的アプローチを行っている点に特徴の一つがある。本法で治療者は，①患者の主観的体験に記述精神病理学の用語を対応させながら，精神科での名称，現れ方の多様性，本人への影響力などを説明した上で，②主観的体験の発生と増悪の仕組みを解説し（不安，孤立，過労，不眠の四条件→幻聴の発生→妄想の出現→三者による悪循環の形成），さらに③各種治療法（薬物療法，認知療法，生活療法[13]など）や適応的な認知・対処行動の具体的な内容と有効性を教示する。筆者らは，精神病理現象の体験的側面から治療研究を行うことに意味があり，また有効性を示しうる可能性があると考えているが，本法はこうした認識に基づく試みの一つである。

　このように，本法は精神病理現象の体験的側面からアプローチしている治療法であるが，ここでさらに幻聴に関する記述精神病理学における近年の成果（中安による[11,12]）を参照しながら，この治療法の作用機序に関する考察を続ける。本法をつうじて，患者は「幻聴が生じるわけ」や「幻聴のルーツ」に関する情報を得る。そして，幻聴を「不安，孤立，過労，不眠の四条件が重なって，自分の気持や考えの一部が他人の声という形で聞こえてくるもの」ととらえてみるように誘われる。患者がこの見方になじんで受け入れるようになると，幻聴に備わっており幻聴の「他者性」の起源となっている[12]と考えられる「他者能動性」や「内容の自己所属感の無さ」に変化が生じて，幻聴のこれらの属性が薄らいで幻聴の「他者性」が減じる。さらにこうした変化に伴い，幻聴にある謎めいた未知性が薄らぎその影響力が低下してゆくという治療の展開が始まる。このことが，本法の治療効果の源泉の一つと思われる。

　またこの認識を足がかりとして，幻聴の出現に伴って生じやすい「つつぬけ体験」に関する説明を行い自我境界の修復を図っている点も，本法の治療効果に寄与していると思われる。さらに，幻聴とつつぬけ体験の組合せから関係・被害妄想が二次的に生じがちな事情を説明し，治療の必要性を説明した点も筆者らが工夫してみたところである。

　なお，①本法を作成する契機の一つとなった，幻聴の内容が本人の思考に移

行する現象の実例とその治療的意義，②本法と従来の他の治療法との比較・検討，③統合失調症の治療全体の中での本法の位置付け，④「統合失調症患者の病前特徴」と「不安，孤立，過労，不眠の四条件」の関連，などについては拙論[5]を参照して頂ければ幸いである。

おわりに

前章と本章で紹介した筆者らのささやかな試みの中に，幻聴がもたらす混乱と苦しみを減らすための治療技法を産み出すヒントが少しでも含まれていれば幸いである。

文 献

1) Arieti S: Interpretation of Schizophrenia. second edition. Basic Books, New York, 1974. (殿村忠彦, 笠原嘉監訳：精神分裂病の解釈Ⅰ，Ⅱ．みすず書房，1995)
2) 土居健郎：分裂病と秘密．土居健郎編：分裂病の精神病理1．東京大学出版会，1972.
3) 土居健郎：オモテとウラの精神病理．荻野恒一編：分裂病の精神病理4．東京大学出版会，1976.
4) Federn P: Ego Psychology and the Psychoses. Basic Books, New York, 1952.
5) 原田誠一：幻声に対する精神療法の試み―患者の幻声体験のとらえ方に変化を与え，幻声への対処力を増すための認知療法的接近法．中安信夫編：分裂病の精神病理と治療8―治療をめぐって．星和書店，1997．(本書，第1章)
6) 原田誠一，吉川武彦，岡崎祐士，他：幻聴に対する認知療法的接近法（第1報）―患者・家族向けの幻聴の治療のためのパンフレットの作成．精神医学 39(4)：363-370, 1997. (本書，第3章)
7) 岩井圭司：分裂病における対処行動――陽性症状への"対抗"を中心として．精神科治療学 9: 939-946, 1994.
8) 笠原嘉：内因性精神病の発病に直接前駆する「心的要因」について．精神医学 9: 403-412, 1967.
9) 木村敏：自覚の精神病理．紀伊国屋書店，1978.
10) 長井真理：「つつぬけ体験」について．内省の構造――精神病理学的考察．岩波書店，1991.
11) 中安信夫：背景思考の聴覚化――幻声とその周辺症状をめぐって．内沼幸雄編：分裂病の精神病理14．東京大学出版会，1985.
12) 中安信夫：内なる「非自我」と外なる「外敵」――分裂病に見られる「他者」の起源について．湯浅修一編：分裂病の精神病理と治療2．星和書店，1989.
13) 中沢正夫：生活療法――生活の治療的構造化の視点から．山下格編：精神科Mook 9. 精神分裂病の治療と予後．金原出版，1984.
14) 西丸四方：分裂病性体験の研究．精神神経学雑誌 60: 1391-1395, 1958.

15) 立津政順:幻覚の生起機序.精神医学 33: 31-37, 1990.
16) Taylor J: A behavioral interpretation of obsessive-compulsive neurosis. Behav. Res. Ther., 1: 237-244, 1963.
17) 八木剛平:精神分裂病の薬物治療学.ネオヒポクラティズムの提唱.金原出版,1993.
18) 吉松和哉:精神分裂病者の入院治療——すべての治療スタッフのために第2版.医学書院,1993.
19) Zutt J: Der ästhetische Erlebnisbereich und seine krankhaften Abwandlungen. Nervenarzt,23: 163-169, 1952.

第5章

統合失調症の精神療法の3つのキーワード

1．統合失調症の精神療法の3つのキーワード

　統合失調症の個人精神療法における近年の動きを筆者なりに3つのキーワードでまとめてみると，
　①当事者の回復力・治癒力の重視
　②心理教育・認知療法の導入
　③統合失調気味な実践状況
となりそうである。各キーワードをもう少し詳しく述べると，以下のようになるであろうか。

　①当事者自身の回復力，治癒力が従来以上に注目され，元来精神療法に備わっている当事者の回復のプロセスを援助する働きがあらためて重要視されるようになった（テーマ1：精神療法の作用機序）。
　②当事者の回復力・治癒力を援助する精神療法の具体的な方法論として心理教育・認知行動療法が統合失調症に応用され，成果をあげ始めた（テーマ2：精神療法の技法論）。
　③心理教育・認知行動療法を含む統合失調症の個人精神療法の多岐にわたる内容が臨床現場，教育・研修の場で十分理解され広く活用されるに至っておらず，統合失調症の精神療法の実践自体が統合失調気味という少々お寒い状況がある（テーマ3：精神療法の実践や教育の課題）。

　本章では，この3つのキーワードによる三題噺を語ることで与えられた責を果たさせていただくことにする。

2. 当事者自身の回復力・治癒力の重視：三題噺その1

テーマ1：精神療法の作用機序

従来，統合失調症の精神病理や精神療法が語られる際の当事者観では，

①重篤な病に罹患した個人への畏敬の念や学問的関心が通奏低音的に存在し，

加えて，

②病の背景にある脳の機能障害

③当事者の発育・生活史，病前性格・病前行動特徴

④本人をめぐる家族・社会の状況

⑤当事者・治療者間の関係の在り様

などが注目を集めてきた。このような見方自体に問題はないであろうが，従来の当事者観には若干の偏りや視野狭窄がありはしなかったであろうか。

つまり従来の当事者観では，病気や症状と付き合う中で回復のための試行錯誤を主体的に行っており，各種の対処（コーピング）や行動実験などを通して日々工夫を続けている当事者の側面に関する認識がやや不十分であったように思われるのである。

しかるに近年こうした傾向に変化が生じて，精神療法に備わっている当事者自身の回復力，治癒力を援助する働きがあらためて注目されるようになってきている。この見方の嚆矢は寛解過程を詳細に論じた中井[9]にさかのぼることができるのであろうし，近年この流れを推進している論客がかねてより「自然治癒力」や「養生」の重要性を説いてきた神田橋である[6,7]。本テーマに関して神田橋はさまざまな啓発的な論述を行っているが，たとえば「症状には自然治癒力が表現されている。そこからヒントを得ること」という指摘なども，統合失調症の精神療法を工夫する上で欠かせない箴言といえよう。また，ヒアリング・ヴォイシズ[10]やべてるの家[14]に代表される当事者たちの目覚しい活動も，当事者観の変化を推し進めている。他方，別の立場から当事者の回復力・治癒力を援助するための具体的な方法論として登場したのが，次節で述べる心理教育と認知行動療法である。

なお，「当事者の回復力・治癒力の援助」という一点において統合失調症の精神療法と薬物療法の想定・奏功機序が一致し，両者の相補的・相乗的な関係

があらためて認識されるようになってきている点も近年の重要な変化である。このテーマをめぐる代表例な論述として，ネオヒポクラティズムに関する八木[15]の一連の業績が知られている。

3．心理教育・認知行動療法の応用開始：三題噺その2

テーマ2：精神療法の技法論

前節で触れたように，近年心理教育と認知行動療法が統合失調症の個人精神療法に応用されて成果をあげ始めている[2, 3, 5, 8, 11, 12, 16]。

専門家が統合失調症の当事者・家族の相談にのって援助を行う際に，まずは病気や症状，治療やリハビリテーションなどに関するわかりやすい情報提供を行うことが必要かつ有効な基礎作業となることは言をまたないであろう。実際，精神障害に限らずどのような疾患の治療においても，治療導入初期にこの種の情報提供（疾患教育）が行われて成果をあげている。そして疾患教育では，疾患の種類によらず表1に示した内容が伝達されるのが常である。

従来，統合失調症に関する当事者・家族への情報提供（心理教育）はおしなべて乏しい状況にあったが，筆者の印象では表1の中の

1．症状・診断基準，
2．原因：生活レベルの理解，
3．治療が必要な理由：放置するリスク，
4．治療法と治療効果：生活の工夫，

の情報伝達が特に不十分であったように思われる。

こうした現状をふまえて，筆者は統合失調症の心理教育の方法論を試作して，この4項目の説明を以下のように工夫してみた。

　a．症状，診断基準

従来，幻聴体験のさまざまなバリエーションに関する情報伝達が十分でなく（例：「機能幻聴」や

表1　疾患教育の必須9項目

1．頻度（疫学）
2．症状・診断基準
3．原因
　　3-1　物質レベルの理解
　　3-2　生活レベルの理解
4．治療が必要な理由（放置するリスク）
5．治療法と治療効果
　　5-1　治療法①：（狭義の）医療行為
　　5-2　治療法②：生活の工夫
　　5-3　治療の効果
6．各種社会資源に関する情報提供

「頭の中で聞こえたり，のどや腹から聞こえる声」も幻聴の一種であるという情報提供の欠如），そのことが一因となって「自分の体験は幻聴に当たる」という当事者の納得・同意が得られない場合が少なからずあった。また，症状同士の関連についての情報提供も乏しかった。そこで筆者は，心理教育の中で幻聴体験のさまざまなバリエーションを紹介し，さらに「幻聴～自我障害（個人情報漏洩体験，思考伝播）～2次妄想」の相互関連を説明した。

b．原因（生活レベルの理解）

遭難や無菌室の治療などの際にみられることのある精神病理体験を例にひきながら，「正体不明の声（幻聴）が聞こえることは，不安，孤立，過労，不眠の四条件が重なって，しばらくの間続くときにしばしばみられる現象で，そう稀なことではありません」と説明した。また日常生活では，各種の生活の節目（ライフイベント）でこの四条件が重なりがちであり要注意，と伝えた。

一方，イギリスの認知行動療法家であるキングドンら[8]も正常類似体験・比較説明法（ノーマライジングの原理：normalizing rationale）という説明方法を試みて成果をあげている。キングドンらや筆者の方法に共通してみられる「精神病理体験と正常体験の連続性を説明するノーマライジングの視点」は，統合失調症の心理教育内容の大切な一項目であるように思われる。ノーマライジングを促す情報提供のメリットには，

① 統合失調症のスティグマ・偏見を和らげる働きがある，
② 発症前後の生活を振り返ることで「どのような生活上の無理がまずかったのか」などに気づきやすくなる，
③ 以上を通して，統合失調症に罹患したことを理解し受け入れる作業にまつわる困難が減り，治療関係や病識が育ち，養生を工夫する上でのヒントが得られやすくなる，

などがある。

c．治療が必要な理由（放置するリスク）

幻覚妄想体験がある状態で治療が必要な理由を，次のように説明してみた。

「①不安，孤立，過労，不眠の四条件と，②幻聴，③妄想の三者が互いに相手を強め合う悪循環を断ち切りましょう。幻聴や妄想を放置するとこの悪循環が生じてしまうため，こじれてしまいがちなのです。放っておいても自然に治る軽い風邪や下痢などと違って，幻聴や妄想がある状態から回復するためには治

表2 統合失調症の認知療法の特徴——従来の個人精神療法との比較

(1) 各種情報提供（心理教育）の重視
(2) 認知と認知に基づく感情，行動，身体反応を幅広く扱う
(3) 面接以外の生活場面での実践を重視
(4) 治療標的が多岐にわたる
　　陽性症状，陰性症状，不安・抑うつ症状，低い自己評価，対人関係の問題，生活上のテーマなど
(5) 治療の進展に伴い当事者の対処能力，自助能力が増す
(6) 効果を実証するデータの存在

療が必要であるということをご理解ください」

また，幻聴がもたらす悪影響を4段階にわけて伝えた（①直接の悪影響，②個人情報漏洩体験の出現，③思考伝播の出現，④2次妄想の出現）。

さらに抗精神病薬の効果について，「クスリは『不安』を減らして『不眠』を治し，こころと脳の『過労』状態を改善することをとおして悪循環を断ち切り回復を援助します」と説明してみた。

d．治療法と治療効果（生活の工夫）

当面「不安，孤立，過労，不眠」を避ける工夫を，家族・治療者とともに行っていく重要性を述べた。また，当事者が正体不明の声の受けとめ方を工夫し，各種対処法を身につけていくことの大切さに触れ，対処法の実例を紹介した。

以上のような心理教育を行った上で，さらに必要に応じて当事者の症状の認知，対処（コーピング），行動実験などを具体的に援助する方法論が認知行動療法である。表2に，統合失調症の認知行動療法の特徴を示した。

統合失調症の認知行動療法は1990年代からイギリスで先進的な取り組みが行われて実証的な成果が発表され始めているところであり，筆者らも同じ時期から試行錯誤を続けてきた。次に，筆者らが認知行動療法を担当した症例を紹介させていただく。

【症例】自我障害，関係念慮，抑うつ症状が持続した慢性期統合失調症に認知行動療法を試みた症例[3]

　年齢・性別：40代　女性
　既往歴：特記すべきことなし
　家族歴：兄が統合失調症

現病歴：X年（20代後半）幻覚妄想状態となり発症し，現在までに2回の入院歴がある。各種抗精神病薬を用いた薬物療法が行われてきたが不完全寛解状態にとどまり，自我障害・関係念慮・抑うつ症状が持続したため，主治医のすすめでX＋12年にA病院の認知行動療法専門外来を紹介受診した。
　認知行動療法の進展の概要：初診時の主訴は，「自分の考えが周囲に伝わってしまいつらい」という自我障害様の訴えであった。

　まず「人に考えが伝わることが，本人のどのようなつらさにつながっているのか」を調べたところ，次の3種類に整理できると判明した。
　［悪影響1］他人に考えが伝わること自体気味が悪く，不快である。
　［悪影響2］自分の弱点（例：気の弱さ，統合失調症にかかっていること）が他人に伝わって，おかしな目で見られてしまう。
　［悪影響3］おかしな体験があると，自分が「病気が治っていない不完全な人間」と感じられて自己評価が下がる。

　次に，どのような生活場面で考えが伝わると感じやすいのかを観察してもらったところ（行動分析），主に以下の4つの状況があるとわかった。
　［状況1］自分が口に出して言わない内容と似たことを他人が言って驚かされる場合。
　［状況2］周りにいる人に違和感をおぼえて，他人に自分がおかしく見えているのではないかと不安になるとき。
　［状況3］人なかで一人でいる場合（安心感が乏しいし，会話して落ちつくこともできない）。
　［状況4］ある場所に自分が入り（例：コンビニ，洋品店），その後から他人が引き続いて入ってくるとき。

　以上を踏まえて，筆者は次のような認知行動療法的介入を行った。
　［介入1］確信の度合の数値化。
　「人に考えが伝わった」と感じた際の確信の度合を数値化してもらい，「いつも100％伝わる」と確信しているわけではなく，半信半疑の場合もあることを確認した（例：「60％くらいそう感じる」）。
　［介入2］別の解釈（alternative explanation）の可能性を検討する。

本人が「考えが伝わった」と受けとめた状況を取り上げて，別の可能性が考えられないか検討した。たとえば，他人が自分の考えや判断と同じ内容を口にして本人が驚いた場合，①元来，当該のことに関して共通認識があった，②相手がその場の状況などをふまえて同じ結論に至った，③相手が本人の気配や様子からある程度の内容を察知した，④偶然の一致が生じた，などがあり得ないかどうかを一緒に考えてみた。

［介入3］ノーマライジング（normalizing）

以心伝心で意思が伝わるテレパシー様体験の存在を信じている一般人の割合が5割に達するというデータを教示して，「似た面のある体験をしている正常者は少なくない」「考えが伝わると感じるだけでは，病気とはいえない」と話した。

［介入4］強い対人緊張，低い自己評価の改善。

強い対人緊張や低い自己評価に対する認知行動療法的介入を試みて，思考記録を用いた検討，苦手な状況での認知・対処の工夫などを行った。

［介入5］誘発状況のネーミングと由来の確認。

本人が苦手としている「ある場所に自分が入り，その後から他人が引き続いて入ってくる」状況に「金魚のフン現象」とネーミングして，その由来を検討した。すると本人は次のように話した。

「精神科病院を初めて受診して家族と待合室で座っていた時に，次々と他の人が入ってきて無気味な思いをして以来，この種の場面が苦手になった。今思えば，他の患者さんが自分の診察のために病院に来ただけなのだろうが，その時にはその人たちが自分のことを調べるためにわざと病院の中に入ってくるように感じられた。それ以降同じような状況になると，当時あった『自分の考えがどんどん漏れていく体験』の軽いものが出てくるようになった」。

［介入6］不安や違和感をおぼえた時の対処方法の工夫。

自我障害の出現につながるような不安や違和感をおぼえた時の対処方法として，①頓用薬を服用する，②あわてて結論を出さずに，周囲の様子をなるべく冷静に観察してみる，③「一時的なことでじきに治る」「大丈夫」などと自分で自分を励ます，などを工夫して実践してみる。

以上の介入の結果，自我障害の出現頻度・確信度・影響力はかなり減少した。治療に伴う変化の様子を具体的に示すために，認知行動療法を開始した当初の

思考記録と治療が進展してからの思考記録の例を次に記す。思考記録に示されているように認知・対処を工夫しながら行動実験を行うことで，生活を送っていく上での支障が減少し精神状態も安定してきている。

[思考記録1] 治療開始当初
状況：道で女の人とすれ違った時に，相手の人が笑ったように感じられた。
自動思考：また自分のことが相手に伝わって，変に思われたのだろう。バカにされた。
気持ち：いやな気分。不快感におそわれる。
適応的思考：もしかすると思い違いかもしれないが，思い違いだという確信は持てない。
気持ちの変化：いやな気分をぬぐえない。

[思考記録2] 治療進展後
状況：店に入った時に，後から他の客が続いて入ってきた。
自動思考：考えが伝わり変に思われて，わざと入ってきたのだろう。
気持ち：不安が強くなり，調子を崩しかけた。
適応的思考：以前似た場面でうまく乗り切れた時のことを思い出しながら，「これは一時的なことで，また元に戻れる」「何とかなる」と自分で自分を励ました。伝わっているのかもしれないが，結論を急がずに，実際に相手が何かを言ってくるまで様子を見ようと思った。
気持ちの変化：何とかピンチを乗り切れ，今の自分でいいんだと思えた。

なお，統合失調症の代表的な症状である幻覚妄想体験の認知行動療法では，幻覚体験に対しては対処（コーピング），妄想体験に対しては行動実験を基にする介入が重要な役割を演じるようである。

また，心理教育・認知行動療法が応用されるに伴い従来の統合失調症観の一部が変貌しつつある点も見逃せないところであろう。たとえば，「統合失調症の当事者には病識がない」という見解が従来の通り相場であったが，現在は「必要な情報提供の工夫をしないまま『病識がない』と決めつけるのは，少々乱暴で一方的に過ぎる無茶な話ではなかろうか。そもそも情報提供がない状態で病識がないのは，多くの身体疾患（たとえば，高血圧や糖尿病）でも同様である。病識は当初から存在するものではなく，当事者・家族・治療者が協力しながら少しずつ育てるものであり，その具体的な方法論の一例が心理教育・認

知行動療法である」という見解が出てきている。このように統合失調症に関する治療者側の認知の偏りが修正されつつあることは，当事者・家族・治療者の三者にとって歓迎すべき事態といえよう。

4．統合失調症の精神療法自体が統合失調気味⁉：三題噺その3

テーマ3：精神療法の実践や教育の課題

　統合失調症の個人精神療法に関しては従来からさまざまな貴重な成果が蓄積されてきており，前述のように現在さらに心理教育・認知行動療法がラインアップに加わりつつあるところである。それでは，従来から存在している統合失調症の精神療法と新顔である心理教育・認知行動療法の関係をどのようにとらえたらよいのであろうか？　トレンドとなりつつある心理教育・認知行動療法の出現によって，従来の精神療法の出番がなくなるのであろうか？

　言うまでもなく，答えは「否」である。統合失調症の個人精神療法の種々の治療技法は，心理教育や認知行動療法を含めて「ある一つをマスターすればそれで事足りる」という類のものではなく，「治療者が幅広く治療技法を身につけてレパートリーを豊かにしておき，臨床場面の時々のニーズに応じて適宜取捨選択して利用する」という性格を帯びているように思われる。これは他の精神障害の治療の場合といささか趣を異にするかもしれない点であり（例：強迫性障害の精神療法は，認知行動療法でかなりの部分をカバーできるといえるのではあるまいか），ここに統合失調症の精神療法の難しさと手ごわさ，面白さと妙味があると考えることも可能であろう。

　統合失調症の心理教育や認知行動療法をスムーズに進めるためには，思いつくままあげるだけでも次のような個人精神療法のレパートリーを治療者が手中に収めておくことが望まれるであろう。

　治療関係作りの基本：シュヴィング的姿勢，お馴染み関係（湯浅），「私という医者を処方する」（星野）[4]，沈黙Ⅰ・Ⅱ（松尾）

　接し方の基本定石：「具体的に，断定的に，くりかえし，タイムリーに，余計なことを言わない」（生活臨床の五原則），自閉・拒絶の尊重（神田橋）[6]，「意思決定の際にみられる5段階の中の『第2ステップ＝情報収集』と『第4ステップ＝検討・吟味』に主に介入する」（亀山）。

面接の副作用への留意：賦活再燃現象と添え木療法（新海），「安定している患者を悪化させる接し方：迷わせる，退院時期を漠然とする，プライドを傷つけたり信頼を裏切る」（江熊）。
　当事者に通じる日常語の処方：「あせり，ゆとり」（中井）[9)]，「頭の中がさわがしい」（星野），「頭がいそがしくなっているでしょう」（神田橋）。
　非言語的表現への留意，利用：適宜，絵画（枠づけ法：中井，など）・造形，箱庭などを用いたり，夢・イメージなどを扱う。
　治療進展の予測，メルクマールの把握：臨界期（中井）[9)]，生活類型・生活特徴（生活臨床）[13,)]，自己啓発型の経過（宮内）。
　生活相談：「『気持ちがいい』を信じる」「こころさんよ，脳をいたわって生活してなあ」（神田橋）[7)]，生活臨床，人生の回復・再発見（平松）。

　現在，これらの珠玉の臨床の知がどの程度臨床の場で活かされているのか，臨床教育・研修の場で伝えられているのかを眺めてみると，残念ながらはなはだ不十分な状況に留まっていると評さざるをえないように思われる。いわば，統合失調症の精神療法の実践自体がまとまりと豊饒さを欠く統合失調状態にある，と評するのが適切かもしれない（これらの臨床の知については，次章で述べる）。
　もちろん，こうした統合失調状態が以前はなかったかというと決してそのようなことはなく，従前もやはり存在していたのである。それが近年，
　①統合失調症の精神療法のレパートリーが豊かになってきた，
　②薬物療法や各種リハビリテーションの進歩により，治療による認知・意欲・感情面の副作用が減り，精神療法を行いうる機会が増している，
　③インフォームドコンセントの考え方の普及もあり治療に対する当事者・家族の意識が変化して，心理教育や認知行動療法を含む精神療法の施行を希望する当事者・家族が増えている，
などの変化が生じたため，治療者側の統合失調症の精神療法に関する知識・経験の有無が臨床の質に及ぼす影響力が大きくなってきている傾向があるように思われる。
　さらには，統合失調症の精神療法が統合失調状態にある背景には「臨床の場では，治療者が『ひょっとしたらこうかもしれんな，してみようかな』というようなEBMのひとつ前の姿勢」が必須であるが，この「臨床家の精神，治療

者としての精神が失われとる」(神田橋)[7]こともあるのではないかと思われ,事態の深刻な一面がうかがわれるところである。今後,統合失調症の精神療法の統合失調状態をいかに改善していくかが,臨床精神医学と臨床心理学に課せられた大きなテーマの一つとなっていくであろう。

ちなみに,統合失調気味であるのは統合失調症の個人精神療法だけではなく,薬物療法を含めた統合失調症の身体治療も同様かもしれない。たとえば,非定型抗精神病薬の評価や利用法,電撃療法の適応に関する考え方などの治療者間のばらつきは大変大きく,やはり統合失調気味と評さざるをえないのが現状であろう。こうしてみると,統合失調症への病名変更は期せずして治療者側の問題点や課題(＝統合失調症の治療全般が統合失調気味)を明確にする効用もあったといえるかもしれないが,いかがであろうか。

おわりに

本章では,3つのキーワードをもとに統合失調症の個人精神療法に関する三題噺を語らせていただいた。統合失調気味な拙論の中に,読者諸賢が統合失調症について考える際にご参考になる点が少しでもあれば幸いである。

文献

1) 原田誠一,臼井卓士,岡崎祐士:統合失調症のことばの処方.岡崎祐士編:新世紀の精神科治療1 統合失調症の診療学.中山書店,2002.(本書,第6章)
2) 原田誠一,原田雅典,佐藤博俊,他:統合失調症の社会機能と認知療法.精神科治療学 18: 1151-1156, 2003.
3) 原田誠一,佐藤博俊,小堀修,他:統合失調症の治療と認知行動療法の活用.精神療法 30: 639-645, 2004.
4) 星野弘:分裂病を耕す.星和書店,1996.
5) 石垣琢磨:幻聴と妄想の認知臨床心理学——精神疾患への症状別アプローチ.東京大学出版会,2001.
6) 神田橋條治:発想の航跡.発想の航跡2.岩崎学術出版社,1988, 2004.
7) 神田橋條治:精神科養生のコツ.岩崎学術出版社,1999.
8) Kingdon DG, Turkington D: Cognitive-Behavioral Therapy of Schizophrenia. The Guiford Press. 1994. (原田誠一訳:統合失調症の認知行動療法.日本評論社,2002.)
9) 中井久夫:精神科治療の覚書.日本評論社,1982.
10) 佐藤和喜雄:ヒアリング・ヴォイシズ——声が聞こえることへの体験中心的アプローチ.精神科臨床サービス 4: 35-42, 2004.

11) 丹野義彦（編）：認知行動療法の臨床ワークショップ：サルコフスキスとバーチウッドの面接技法．金子書房，2002．
12) 丹野義彦，坂野雄二，長谷川寿一，他（編）：認知行動療法の臨床ワークショップ 2：アーサー＆クリスティン・ネズとガレティの面接技法．金子書房，2004．
13) 臺弘：分裂病の生活臨床．臺弘，湯浅修一：続・分裂病の生活臨床．創造出版，1978，1987．
14) 浦河べてるの家：べてるの家の「非」援助論：そのままでいいと思えるための25章．医学書院，2002．
15) 八木剛平：精神分裂病の薬物治療学——ネオヒポクラティズムの提唱．金原出版，1993．
16) 横田正夫，丹野義彦，石垣琢磨（編）：統合失調症の臨床心理学．東京大学出版会，2003．

第6章

統合失調症診療におけることばの処方
――種々の症状や治療状況でのアドバイス集――

はじめに

　すべての精神障害の治療において，「ことばの処方＝種々の症状や治療状況に合わせた言語的な精神療法」はきわめて大切な役割を果たす。そして数ある精神障害の中でも，統合失調症は病態の複雑さ・特異性・重篤度などの点で際立つ存在であるため，統合失調症のことばの処方には独自の工夫や用心が必要とされる。

　治療者が，統合失調症のことばの処方の豊かなレパートリーを身につけてタイムリーに活用できると，治療関係の育成・精神状態の安定化・服薬コンプライアンス向上につながるし，時には再発を乗り切る一助にもなる。一方，必要時に適切なことばの処方を行えないと治療のチャンスを見逃し，以降の停滞につながる場合がある。さらには，不適切なことばの処方によって治療が紛糾・混乱して，甚大な悪影響が及んでしまうことも少なくない。

　加えて，ことばの処方は上に述べた内容とは別の側面からも統合失調症の治療に大きな影響を与える。たとえば，統合失調症の治療に生涯を捧げたある精神科医は，次のように記している[2]。

　　　分裂病者と新しい態度でつきあってみると，そこには以前とはまったくちがった分裂病者がいたのである。分裂病が変わったのではなく，分裂病者に対する私の接し方が変わったための"新しい分裂病者"である。

　ここに示されているように，治療者のことばの処方が豊かになり治療上の対処力が増すことで，治療のあり様が変わるだけでなく疾病観自体も変化しうる

のである。

以上のように，ことばの処方は統合失調症の治療や病態理解に強い影響力を持っており，統合失調症のことばの処方の研究は精神医学ならではの独自の分野であるといえよう。本章では，臨床場面での有用度が高いと思われる7種類のことばの処方を選び，統合失調症の個人精神療法の多様な広がりの一端を紹介する。

1.「聞き入る態度」と「関係づけの態度」

アリエッティ（Arieti）は，精神力動学派の立場から統合失調症の個人精神療法を論じた代表的な論者の一人である。ことばの処方に関連するアリエッティの記述[1]としては，「聞き入る態度」と「関係づけの態度」が有名である。以下，彼の記載を引用する。

- **聞き入る態度（the listening attitude）**

もし，われわれが患者に接触できるだけでなく，治療関係も確立できれば，患者はわれわれの指導のもとに次の2つの段階を区別できるようになる。それは，聞き入る態度と幻覚体験の2つの段階である。……患者は「声を予期した時点」と「実際に声が聞こえる時点」の間に，短い間隔があると気づくようになる。……自分が特殊な状況，特殊な気分の時，たとえばあたり一面に敵意を感じるような気分の時，自分が聞き入る態度をとっていると認めるようになる。

- **関係づけの態度（the referential attitude）**

われわれが幻覚について述べたことは，（少し修正を加えれば）妄想や関係念慮にも当てはまる。妄想や関係念慮がはっきり出現する前に，患者は関係づけの態度と私が呼んでいる構えをとっていることに気づくよう学ぶ必要がある。たとえば，患者が公園を散歩していると，急に奇妙な出来事が起こりはじめる。……そのことを面接でとりあげる際には，公園に行く前に何が起こったのかを尋ねるべきである。患者は，ある証拠を捜してはいなかっただろうか。自分が恐ろしい人間と思われているという漠とした気分を説明できるように，証拠を見出すことを望んではいなかったであろうか。差し迫った必要があって，漠然とした強大な危機感を具体的な脅威に変形して，蔑まれ，非難され，差別されているという感情の広がりを特定の出来事に限局したのである。

また，アリエッティは幻覚妄想体験への対処行動を患者に促すことで，家族も治療に関与しうると指摘した。次の文章は，家族へのことばの処方の一例といえよう。

> しばらくすると家族は，患者が幻覚を起こしているときや起こしそうなときがわかるようになる。患者の顔の表情，姿勢，全体的態度などが良い手掛かりとなる。家族ができることは，患者を会話にまきこんだり，患者と一緒に何かをやり始めることである[1]。

さらに，アリエッティはさまざまな状況に応じた接近法を記載している。ここでは，「理想化」「治療者の休暇」「一面の正しさがある妄想的認知（点状の洞察）」に対することばの処方を紹介する。

・理想化に対することばの処方

（理想化，過度な陽性転移への）適切な対処法は，この種のいかなる傾向も最初の時点で修正することである。……私の患者の一人は治療の10カ月目に，こう語った。「私にとって最もつらい日は，先生が間違いを犯すのを発見する日でしょう。両親や夫，すべての人は間違いを犯しますが，先生は違います。」私は，ただちに次のように言った。「私は間違いを犯すし，それも毎日のことです。私は，間違いを犯している自分に気づくことがしばしばあります。」また，こうも話した。「私はあなたの治療においてさえ間違いを犯したけれども，それでもあなたは改善してきている。」その後，この患者はそれまでよりも現実的に治療者を受け入れるようになった。

・休暇をとる際のことばの処方

治療者が休暇をとる際に，いかに患者に準備してもらうとよいか。……治療者は，かなり前から短期間の分離の準備を患者にしてもらうことによって紛糾を回避できる。医師が休暇の計画をたてたこと，そのため2〜3週間の治療中断があることを2〜3カ月前に患者に告げるとよい。

・一面の正しさがある妄想的認知（点状の洞察）へのことばの処方

症状内容を考察してみて，この患者の関係念慮には常に一面の真実が存在するとわかった。少なくとも一片の真実があるのだった。しかし真実は一片であり，点状の洞察にとどまっている。……この部分的洞察は精神療法に利用でき

る。患者が洞察をもっていること，ある真実を見ていることを患者自身に告げるとよい。……患者の内的現実がどのように外的現実と一致しているかを伝え，時にはこの理解が正確であると告げてみてはどうであろうか。……われわれ治療者は，精神病領域における現実的な小さなすきまを利用するのである。あるいは，次のように言ってもいいかもしれない。われわれは精神病と現実との一致点を利用する，と。

2．生活臨床
—— 「ことばの処方」と「生活の処方」——

　昭和30年代に群馬大学で創始された生活臨床[20-22]は，統合失調症のことばの処方を考える際に欠かせない数々の重要な指摘を行っている。
　まず，統合失調症患者に対する働きかけの方法として生活臨床があげている5つの原則，「具体的に，断定的に，くりかえし，タイムリーに，余分なことをいわない」は，統合失調症のことばの処方を考える際の基本的な指針の一つといえよう。以下，中沢による解説[17]を引用する。

・生活臨床の働きかけの五原則
　患者の「生活特徴」や「生活類型」にそって働きかけるここぞという時，相手の心を傷つけまいとして，やんわりと遠まわしにいっては効き目がありません。そのときは，①具体的に，②断定的に，③くりかえし，④タイムリーに，⑤余分なことをいわない，という風にしなくてはなりません。……「秋にでもなったら勤めましょう」ではなく「10月1日から」と。また，「あなたの好きなように適当にやったら」ではなく，ダメならダメ，右なら右とピシッと断定的にいうことが必要で，どっちともとれるような表現ではいけない。さらに，くりかえしくりかえしいうこと。また，働きかけが具体的で的をえていても，タイミングがずれていては駄目で，最も必要なときに働きかける必要があります。分裂病者は，悪くなるときは有効刺激があってから早いときは30分以内に悪化するという急性増悪の面をもっているのです。次に，今日はこのことを患者さんにピシッと言おうと思ったら，そのこと以外のことをクダクダ言ってはいけません。エトセトラを言い過ぎますと，その方に気をとられて指示がしみ通りません。せっかくいい働きかけをしているのに，帰り際にうじゃうじゃと喋り，心配になって方針を値引いたりして，働きかけを台なしにしてしまう例

が少なくありません[17]。

また，生活臨床は統合失調症患者を「生活を拡大し現実に挑戦しつづける"能動型"」と「現状に安住し，自分からは生活に変化を起こそうとしない"受動型"」の2つの生活類型に分け[11]，各類型における働きかけのポイントを明記している。次に示す2つの生活類型ごとの「ことばの処方」と「生活の処方」[19]も，示唆に富んでいる。

・能動型への「ことばの処方」と「生活の処方」

職についた能動型の患者では，何よりも職業生活の変化と拡大を抑えることが重要である。当初自ら希望した職業であるにもかかわらず，自分の職業に絶えず不満をあらわし，職を変えたり，多方面に手を出そうとし，治療医の言うこともなかなかきかず，自分の考えのまま進もうとし，現在の生活を拡大しようとする。そして破綻する。そこで治療医は積極的に生活に関与して，本人を一定の枠に他動的にはめ込むことが必要であり，可能なあらゆる手段で自ら生活圏を拡大しようとするのを抑えなければならない。

・受動型への「ことばの処方」と「生活の処方」

受動型の人たちの生活が破綻するのは，外部から場の変化や生活圏の拡大を強制された場合に限られている。従って働きかけの主眼は，外部つまり職場や家族からの時期尚早な生活圏の拡大と変化を排除することにある。本人に対する働きかけよりも，本人をとりまく周囲の人たちに対する働きかけが重要である。

また，生活臨床の創始者の一人である江熊の「こんな接しかたが病像に影響した」という一文[2]も，ことばの処方を工夫する上で参考になる点が多い。彼があげている「一喝で」「異常体験を"茶化す（?）"」「"冗談"にまきこむ」「"敵"のペースにのらない」の中から，「"冗談"にまきこむ」の一部を引用する。

筆者は希死念慮のありそうな患者，あるいは「死にたい」としきりに訴える分裂病者には冗談で接することが多い。（死にたくなるだろうね。しかし病気が治るまで待ちなさいよ。そんなに先じゃないんだから）（死にたいならとめない

けど，いつ死ぬの？　死ぬとき先生にちょっとことわってね）（どこで，どんな方法で死ぬつもり？　今は時期が悪いよ。冬の方が——あるいは夏の方が——いいと思うな。きれいな死にかたをした方がよいし）こんな問答で，患者は自分が考えている死にかたを話すことが多い。（その死にかたはみっともないよ。金のかからない死にかたを教えてあげる。しかし簡単には教えられないよ。）多くの患者は笑い出したり，"きれいな死にかた"について問答しているうちに，「当分死ぬのは延期」「死ぬときは必ず相談にくる」ということになる。また（これから200年も生きるかと思うとうんざりするが，100歳まで絶対に生きられっこないから）がときに良い影響を与えることもある。その後ちょっと真面目に（だからこれからの生きかたを考えるのさ。教えてあげるよ）とつけ加える。筆者のこういう冗談が分裂病者の希死念慮に，どれほどの影響を与えているかは疑問であるが，軽快した後「あの時の先生の言葉，今でもおぼえている」「ほんとうに死のうと思ったけど，ふっと消えた」「今は死にたくないが，死ぬときほんとに相談にくるつもりだ」などといわれると，まったく無意味でもなさそうである。

　この一節は，江熊の面接の仔細を髣髴とさせる内容になっており，彼の面目躍如たる文章といってよいであろう。さらに江熊は，「安定している患者を悪化させる接し方」として「"迷わせる"医師の言葉」「退院時期をばく然とすること」「プライドをきずつけたり信頼を裏切ること」をあげており[2]，統合失調症のことばの処方を考える上で含蓄が多い。
　また，中沢[17]は『精神衛生をはじめようとする人のための100ヶ条』を著し，ことばの処方を行う際の留意点を記している。この著作は元来保健師を想定して書かれたものであるが，医師など他の職種のスタッフが読んでも参考になる点が多い。内容の一部を引用しよう。

　　第16条：あせらずじっくり接触せよ——なれぬケース——
　　患者さんの多くは非常に口数が少なくて，一見とっつきにくいものです。訪問してみますと，はじめのうちは会話がポツンポツンととぎれてしまってなんか間が持てない感じがします。そんな時自分がベラベラ喋ったり，あるいは根ほり葉ほり聞いたりすることは却ってよくありません。最初からその人を全部知ろうなんて思わずに，じっくりとなじみになっていくという努力，配慮が必要です。(以下略)

第17条：もじもじきり出さず，さらりと聞く
　これは，前項とは逆になります。聞きづらい話を聞かなければならない時に，こうやれという意味です。初心者は，「こんなことを言ったら相手を傷つけたり，相手がいやな思いをするんじゃないか」と思って，非常にまわりくどく，そろそろとしゃべるものなのです。たとえばその人の性関係，借金の話などの話を聞く時もじもじ聞くものだから，むこうももじもじとしてしまう。そういう時には，さらっと核心にふれた方がいい。さもないとこちらの真意がわからず，患者は当惑してしまうのです。

第18条：3分間沈黙できるか
　患者と話しているとき，話がとぎれることは苦痛である。そうでなくとも，なれたベテラン保健婦ほどおしゃべりである。また，間をもたせようと自分の方からしゃべってしまう。（以下略）

第19条：体の訴えを重視せよ
　血圧をはかったり，脈をみたりすることは大いに利用してほしい。多くの患者さんが身体的な訴えを持っています。精神の患者だからと体の訴えをないがしろにせず，十分きいて，こたえてあげましょう。また，どこが具合悪いとか，ここが痛いとかいっている患者さんだけでなく，接触がとれないとっつきにくい患者さんとか，少し興奮気味の場合とかは"ちょっと血圧はかろうか"とか"ちょっと脈をみせてごらん"とか"舌をみせてごらん"とかでずいぶん場面が変わりますし，接触がよくつけられるようになります。体をみてもらうというのは，非常に安心感があるものです。（以下略）[17]

　一方，宮内[13]は従来の生活臨床の技法が有効でない（むしろ禁忌である）統合失調症患者の存在を指摘し「自己啓発型」と名づけた。宮内は，自己啓発型患者への接近法の「一般的原則」として「①個人面接場面で集団生活場面のことを扱う。②不即不離の距離を取る。③判断・決定は本人に任せ，治療者は情報提供に徹する。④支持・評価は簡潔に行う」を挙げ，さまざまな状況に応じた接近法を詳しく論じており[14]，ことばの処方を考える上で参考になる。

3.「自閉」と「拒絶」
——「伸びやか感」を育てることばの処方——

統合失調症のことばの処方を考える際には,「自閉」[8] と「拒絶」[9] の2つのキーワードが欠かせない定番になっているといえよう。本節では,神田橋と八木の対談集[10]からこの2つのキーワードにまつわる部分を引用する。まずは,「自閉」に関する対話である。

> 神田橋:「自閉」の利用を思いついたのは,分裂病のフォローアップスタディを桜井先生をリーダーでした時,調査に協力してこられた方の中に,治療はやめて普通に生活しておられる方が何人もおられたんです。薬を飲んではおられないけど,安定した状態を保っている。ある程度対人関係の範囲を狭くして,対人関係のパターンを自分なりに工夫・規格化したりしておられる。いわゆる"自閉状態"に自らをおいておられるんです。
> 八木:当時は自閉というのは精神症状だから,自閉の殻を破る薬というのがずいぶん宣伝されてましたよね。それとまったく逆のことをやられたんで驚いたんです(笑)。
> 神田橋:自閉はすぐ効果が出るんですよ。安定するんですね。患者さんに「人間と接しないで人間以外のものと接するような生活をしばらくしてください」と言うと,そういった瞬間に,スーッと本人の中がなんかホッとした感じになるんですね。今日も高校生の人に言ったんですが,散歩したり,山の中をちょっと歩いたりしなさいと。そして,誰かと会いたい時やさびしい時には犬と遊びなさいと。そう言うとホッとするんですね。
> 八木:それじゃ言葉でいいわけですね。なるほど。
> 神田橋:「こうして病院にきて僕と話したりすると疲れるでしょ」と言う。すると,「はい」とか言って。その後すごく明るくなりますね。

次は,「拒絶」に関する部分である。

> 神田橋:「分裂病の患者さんは,要するに,自主的に行動して自分の人生をマネージしていくという能力が障害されているので,それをトレーニングしなきゃいかん。自分で考えて自主的・主体的に行動するように」という考えを持って,ある人が患者にそれを一所懸命させていましたよ。僕はまたいつもの悪

い癖で，それは主体的に行動するようにあなたにさせられてるんじゃないのと言ってしまったことがあった（笑）。その時は冗談のつもりもあったんだけど，あとで考えてみて，そりゃそうだよなと思った。患者に主体的に活動させるということは，対社会では難しいけれど，治療者との関係の中で主体性を少しでも増やしていくようにすれば，それが一つの訓練になって何かを育てていくんじゃないか。そうすると，通常の外来で治療者との関係の中で一番濃厚な関係というのは，薬を出してそれを飲ませるということではないだろうか。それで，まず薬を出したら副作用の報告，何か有害作用，いやな作用というような報告をまず聞くようにするということを今でも大切にやっています。それが次に自閉・拒否能力ということと連続してくる。で，この薬は飲みたくないと。それじゃやめるか。いやもう少し飲んでみようというようなやりとりをする。拒否の能力を治療関係の中で育てていくことによって，主体性を育てるとやってましたけれども，今では少し考えが変わって，僕と患者さんの関係の中の，主体性というより伸びやか感みたいなものを大事にするほうがいいかなと思ってますけど。

ある評者[3]は，「『自閉の利用』は，あの当時わが国の精神医学に，二三十年に一度あるかないかといってよいほどの強い学問的衝撃をあたえた」と回顧しているが，発表後四半世紀を過ぎた現在では，彼らの業績は統合失調症の精神療法を語る際に欠かせない視点の一つになった。また，引用の最後の部分に出てくる「伸びやか感」は神田橋の精神療法のキーワードの一つであろうし，精神科臨床にかかわるすべての人間にとって大切な感覚であろう。

4．賦活再燃現象と添え木療法
—— 精神病状態から「正気の状態」に戻るのを援助することばの処方 ——

新海ら[18]が研究をすすめてきた「賦活再燃現象＝精神科医の関与刺激などによって，患者の精神病状態が賦活される現象」も，統合失調症のことばの処方を考える上で不可欠な存在である。まず，賦活再燃現象に関する新海の記載[18]を引用する。

　　精神科医がこの認識（＝自分の関与によって賦活再燃現象が生じうるという認識）を欠いて「具合はどうですか」「このごろ聞こえますか」などと問診をす

ると，その言葉がキッカケとなって，患者の一級症状が悪化することが多い。つまり，問題の急性状態を再び活動させ始めてしまう。面接している精神科医は，意識することなく再び患者に病的な活動性を賦与するわけである。この点は，いくら強調してもしすぎることはない。つまり「精神科医の問診行為はときに症状を賦活するのであり，再び活動し始めた患者の症状は賦活されたものなのである」と警鐘を鳴らしたいのである。……このことを知ったことにより，訂正不能といわれるものとの押し問答とは全く別の面接技法へとわれわれは進んだ。

統合失調症へのことばの処方を工夫する際には，上記の「警鐘」をふまえることが必要である。次に，上で引用した新海の文章の最後に出てくる「全く別の面接技法」（＝添え木療法，賦活再燃正気づけ療法）の一部（「第1～3段階」）を紹介する。

第1段階
賦活再燃現象で認められる「A（正常状態）＋B（刺激）⇒C（分裂症の混乱状態）」が分裂症患者の重要な精神病理の一つであり，この病理の理解なしに患者と面接，問診することは危険であることを精神科医が知ることである。精神科医の「瞬間の沈黙」「具合はどうですか」などの問いかけ，症状に関する質問のすべてが賦活刺激になり得る。この第1段階では，患者にとって何が賦活刺激になりやすいのかを面接する精神科医が見きわめ，知ることが重要である。

第2段階
A＋B⇒Cこそが患者が最も恐怖し，途方にくれる病理であることに共感し，この理解を患者と共有する。Cに転覆する患者に，視線をそらさず，面接する精神科医の眼を見るように伝え，みだりに言葉をまき散らすのを止めるように助言するなどして，患者が再びA状態にもどれるように援助する。するとこの援助を支えに，患者は正気から転覆していることに気づく。患者がこれに気づくことができれば，患者の正気Aは「患者をC状態に転覆させるだけではない精神科医」が患者と共にいることを値引きなしに感じ取る。第2段階のコツは，まず，「今，おかしかったね」「今，『病気』になってたね」と精神科医が患者に伝えることで患者を正気づけること，そして次に，「転覆したのはBの話をした直後だったね」とA＋B⇒Cの反応式を精神科医が理解していることを患者に伝えることである。（以下略）

第3段階
Bは一つではない。Bは1からNまである。患者との実際の交流から精神科

医は,「これも,あれも,Bだね」との理解を患者と共有する。
　こうして一人ではCを客観視することさえできなかった患者は,B刺激を受け流し,C状態に転覆することなくA状態に踏みとどまること,そしてCに転覆してもそのCを柳に風と受け流し,Aに回復することが徐々にできるようになる。(以下略)

5．患者に通じるふつうの言葉
―――「あせり」と「ゆとり」―――

　中井は統合失調症の精神病理と治療を幅広く研究してきたが,統合失調症のことばの処方に関しても優れた業績を残している。本節では,「あせり」「ゆとり」という「二つのことば」に関する中井の記載[15]を引用する。

　　筆者の経験によれば,分裂病者をおとしめず辱めず,その他要するに病者の安全保障感を掘りくずさずに病者からも語られ,治療者も口にしうる少なくとも二つのことばが存在する。それは「あせり」(焦慮)と「ゆとり」(余裕)である。「ゆとり」は,その欠如態において,すなわち「ゆとりがない」と語られることも含める。これらのことばは,発病過程の初期から寛解過程の晩期までを通じて語られうる点においてきわめて他をぬきんでたものである。
　　これらのことばは初診時にも聞かれて,治療への合意の契機となる。高度の精神運動性興奮を示している病者への語りかけのいとぐちともなりうる。再発の反復に疲れている病者の気持を汲む時の鍵言葉の一つでもある。長く病棟生活を送っている病者への接近のために活用性の高いことばでもある。そして一般に,治療目標の設定を可能にするものである。

　また次に引用する,中井の「『患者に通じるふつうの言葉』のヴォキャブラリーをふやすこと」という一文[16]も参考になろう。

　　一般感覚に近い「患者に通じる言葉」もある。たとえば「頭の中がさわがしい」(星野弘),「頭がいそがしくなっているでしょう」(神田橋條治),「問題一つを解決しようとすると,いつの間にか3つに増えているのでは?」「何にむかってあせっているのかわからないけれど,あせりの塊のようになっているのでは」など。神田橋條治氏は,「精神を統一しようとして無理をして病気になった

のだから，精神統一病ですね」というそうである。

6.「精神科医の常識であってよいであろう」 ことばの処方
―――「私という医者を処方する」―――

星野[7]は，「私という医者を処方する」という表現で統合失調症の治療の基本姿勢を述べているので，具体的な内容の一部を引用する。

> はじめに，私という医者を処方する。人間を信用しても大丈夫（無害）と思ってもらえるように，礼儀正しく接して丁寧な言葉を遣い，声のトーンに注意を払う。患者を子供扱いしたり，慣れあわないこと，毅然とした態度を保持し続けることが大切であろう。非常に平凡で常識的なことであるため軽視されがちだが，とても重要なことである。「われわれは同じ人間なんだよ」という表裏のない態度を維持することに意味があるのだ。一般に患者は人間に失望して傷ついていることが少なくなく，引き籠もる。時に自棄的になったり，諦めたり，自らの存在を否定的に考える傾向がある。患者は社会や家庭で良い思いをしていないことが多い。私は患者の社会や人間への不信をほぐすために，私自身を見本に示すことを心掛けるようにしている。患者の人間不信をほぐし，柔らかくする工夫である。何年か経つときっと変わってくる。全身から力が抜け，怒り肩が丸くなったり，面接の際に机に自然に肘をついたり，リラックスして腕を組む。患者のしかめ顔や硬い表情が，瞬間的にあるいは数秒・数分間は緩むことがしばしばある。

ここに記されている内容は，星野自身が述べているように「非常に平凡で常識的」ではあるが「とても重要」な事柄であり，このような姿勢が統合失調症のことばの処方を行う際には欠かせない。また，次の引用文に出てくる「前回の面接で出た話題を，次の面接で治療者の方からとりあげる」治療行為も，「私という医者の処方」の一構成要素になるという。

> 回診で訴えた患者に，「その後どうでしたか？」と聞くことは，それ自体がすでに治療行為である。昼間や夜の回診で訴えのあった患者に対して後日会う機

会があれば，医師の方からその後の経過や結果を聞いてみることは，彼らとの関係をとても良くするという印象がある。医師が気にかけていることを態度や言葉で示す行為は，患者の疎外感や孤独感を軽減するだろう。声をかけられた患者はその医師を信用するというのが経験的事実である。彼らは感情をこめた表情と声で答える。その際の患者は，ふだんは見せない緊張のほぐれた話し方をする。「この前の便秘（その他諸々の訴えにも）はどうなりましたか？」と尋ねると，他医が担当している馴染みの薄い患者や寡黙な患者，処遇困難患者でも率直に「おかげさまで」「良くなりました」と返答することが多い。これは医者を処方することであり，必ずやった方が良いだろう[7]。

こうしたヒューマンな姿勢に基づく「私という医者の処方」であるが，必要時には患者の要求に対して毅然とした態度で応じる必要があることはいうまでもない。たとえば，「時期尚早な外泊・外出要求」に対して次のように応対すると紹介されている[7]。この内容も，統合失調症のことばの処方を考える上で大いに参考になろう。

　　外泊や外出の許可には，タイミングをはかる必要がある。患者の希望する時期が適当でないと判断されるならば待ってもらわねばならない。この場合にも，説得する責任と義務があってしかるべきだろう。
　　この説得に時間をかけることが，実は通常の面接の数倍も重要なのである。いうまでもなく説得とは患者に治療者の姿勢を示し理解を得ることであって，屈従させたり，高圧的な指示になってはならない。彼らの要求の裏にある気持を汲んで，「今はまだ早いと思う。楽しめない時期に外泊してもつまらない。くつろいで外泊できる時がきっとくる。その時は君にも分かるはずだよ」と話す。理解してもらうまで真剣に話し合う。
　　このような手続きをすることで，荒れた患者でも待つのがふつうである。この手続きを省くのは治療者の怠慢である。事態をいっそう紛糾させることになるだろう。患者が希望したらいつでも許可するとしたら，それは治療者の許容度の高さというよりも，まさに治療上の無方針・無節操・無責任さの証明と言ってよいだろうと思う[7]。

7. ことばの処方による統合失調症に関する説明
―― 認知療法における「正常類似体験・比較説明法」――

　気分障害や不安障害などで有効性が証明されている認知療法が，近年統合失調症でも試みられるようになっている。認知療法ではどのようなことばの処方がなされるのか，キングドン（Kingdon）らの著作[12]から引用する。まずは，認知療法で「病態や治療に関する情報提供が重視される理由」を述べた部分の一部を紹介する。

・統合失調症に関する説明が必要な理由
　人間が何ものかに対して抱く不安・恐怖の強さは，そのことに関する知識量や理解の程度から影響を受けるものであり，一般に「ある事柄に関する情報量」と「不安・恐怖の強さ」の間には反比例関係が成り立つ。そのため，「全く未知の事柄に対する恐怖」はさまざまな恐怖の中でも最も強烈であることが多い。実際，誰しも自分が相対している問題についての知識を持っていれば対処の戦略を考えることができるし，時には乗り越えるやり方を思いつく場合もある。また，どんなに厳しい状況にあっても，知識さえあればなんとか自分の気持を成り行きに合わせて適応できるものだ。
　しかるに，統合失調症患者やケア提供者の場合，「情報量」と「不安・恐怖の強さ」の間に反比例関係が認められるという原理が無視されてきたのが実情ではあるまいか。つまり，統合失調症患者やケア提供者は，「病気について何も知らされず，正確な情報がないまま，ただ漠然と不安や恐怖を抱いている」というのが，多くの場合の現実であるように思われる。もしも患者やケア提供者が統合失調症の体験を理解する視座を持つことができれば，（たとえそれが"とりあえずの当座の候補"にすぎないにしても）不安や落ち込みが減りゆとりを取り戻すのに役立ち，治療効果も期待できるのではないだろうか。
　うつ病や不安障害の治療で認知療法を行う際には，症状に関する情報提供が不可欠である。とすれば，統合失調症に対して認知療法を試みる際にも，症状に関する情報提供が必要と考えるのが自然であろう[12]。

　それでは，具体的にはどのような説明がなされるのであろうか。キングドンら[12]が「正常類似体験・比較説明法」（ノーマライジングの原理：normalizing rationale）と呼んでいる説明法の一部を引用する。

・正常体験との連続性

「精神病体験は類似物がない疾患特異的な体験ではなく，実は一般者も似た体験をすることがある」と説明する。たとえば，「妄想⇔支配観念⇔確固たる信念」の三者，「幻覚⇔偽幻覚⇔錯覚⇔正常の知覚体験」の四者に認められる連続性を解説する。つまり，精神病体験は正常体験から完全に隔絶した異質なものではなく，「ストレス状況下で見られる正常体験が，誇張され極端な形になったもの」とみなせることを理解してもらう[12]。

・精神病体験類似の正常体験

「特定の条件下では，誰でも精神病体験と似た体験をすることがある」と説明する。たとえば，「肺炎などによる症状精神病」や「薬物乱用による精神病状態」を例にあげる。また，「断眠や感覚遮断などの実験状況」や「人質などの孤立状態」で生じる精神病理体験の紹介も効果的である。周知のように発症前後に不眠が頻発するので，「不眠が発症の一因になったと思われます。良いクスリが開発されているので，不眠は治療可能ですよ」と説明すると，患者は力づけられることが多い[12]。

・一部のカルチャーで公認されている体験

妄想やさせられ体験は統合失調症に特異的と思われがちだが，一部のカルチャーでは正常体験として公認されている事実を説明する。たとえば，思考伝播や思考吹入はテレパシーの名のもとで認められているし，させられ体験も超常現象（例：お化けや妖精が引き起こす現象），占星術，宗教体験，魔術体験，催眠術と重なる部分がある。読者の中には，ここに挙げた項目をご覧になって「科学的なものなど，一つもないじゃないか」といぶかしく思う方がおられるかもしれないが，世の中にはこうした現象を支持する人がたくさんいることにご留意いただきたいと思う。（以下略）[12]

・精神病体験類似の正常思考

一過性の誇大感・関係付け・妄想的解釈は，時代や場所を問わず一般者でもよく認められる。たとえば，「俺ならば，現職の総理大臣よりも上手に政局を運営するのになあ」などという感想は，あらためて考えてみると誇大的なうぬぼれに違いないが，多くの人が良く抱く考えと言って間違いあるまい。また，「人がたくさんいる部屋に入ったら，座が静まり返った」体験の後で，「何かまずかったかな？」と（関係付けを伴う）受けとめ方が生じるのは，むしろ普通の反応であろう。また，思うに任せぬ不運が続く際に「誰かが，足をひっぱってい

るのかな？」という考えが浮かぶのも，そう異常なこととは言えないだろう。
（以下略）[12]

では，以上のような説明（＝ことばの処方）を通して，実際にどのように治療が進行するのであろうか。彼らの症例報告から1例を引用する。

【症例】：「私の持病，統合失調症がちょっと悪さをしているだけよ」
　グエンは現在52歳の女性で，妄想型統合失調症を発症した1985年に2回の入院治療を受けた。発症前，夫が心筋梗塞で入院してしまい，知人が少ない小さな村でこの先一人で暮らしていけるかどうか自信を持てないでいた。初診時，病状が重篤で強制入院とせざるをえなかったが，グエンは自分の入院が違法（illegal）なだけでなく，（彼女の造語を用いて）反・違法（unillegal）であると主張した。入院後薬物療法により妄想はかなり軽快したが，幻聴は時折出現していた。
　そこで，認知療法を試みた。すなわち，夫が入院した「ストレス」，そして知人がいない生活における「感覚遮断」が病因候補であると説明し，患者の不安軽減を試みたのである。その結果介入が奏効して，彼女は「声のルーツが自分のこころに由来する」と理解し，「統合失調症という病気が原因」とみなすようになった。彼女と夫に心理教育を綿密に行い，「統合失調症をきちんと理解して適切に対応できると，経過も良好な場合が多い」と知ってもらった。
　その後も時折「声」が出現したが，声で悩まされることは減り，悪口が聞こえる頻度も減った。さらに，治療スタッフや他の患者との人間関係が育つにつれて，妄想も徐々に軽快した。また，彼女が一人でいる時に幻聴が聞こえやすいと判明したため，デイケア通所を始めてさらに改善した。今でも，夕方や週末などに幻聴が出現することはある。そうした際，彼女は「幻聴が聞こえなくなるといいのになあ……」と言いながらも，夫のサポートもあり上手に対処している。声が聞こえてくると，落ち着いて「私の持病，統合失調症がちょっと悪さをしているだけよ」（"It's just my schizophrenia playing up."）とつぶやけるようになったのである。

おわりに

本章では，統合失調症の精神療法を工夫する際に参考になると思われる7種類のことばの処方を紹介した。筆者は，本章で紹介した内容は統合失調症患者と接する精神科医（＝ほとんどの精神科医）にとって，（各人が拠って立つ立場を越えて）共通認識になるとよいのではないかと考えているが，いかがであ

ろうか.

　なお,筆者自身も統合失調症の認知療法を考案して[4],その内容をパンフレット化し[5],さらにイラストをつけた心理教育用小冊子[6]を作成した.「イラストつきのことばの処方」の例である小冊子に興味をお持ちの方は,文献6を参照されたい.

文　献

1) Arieti S: Interpretation of Schizophrenia (2nd ed.). Basic Books. 1974.（殿村忠彦,笠原嘉監訳：精神分裂病の解釈Ⅰ,Ⅱ．みすず書房,1995.）
2) 江熊要一：分裂病者に対する私の接し方――診察室場面を中心にして．精神医学 11: 235-248, 1969.
3) 原田憲一：わかりやすく深奥を開く書（神田橋條治著作集・推奨のことば）．岩崎学術出版社,1988.
4) 原田誠一：幻声に対する精神療法の試み――患者の幻声体験のとらえ方に変化を与え,幻声への対処力を増すための認知療法的接近法．中安信夫編：分裂病の精神病理と治療 8――治療をめぐって．星和書店,1997.（本書,第1章）
5) 原田誠一,吉川武彦,岡崎祐士,亀山知道：幻聴に対する認知療法的接近法（第1報）――患者・家族向けの幻聴の治療のためのパンフレットの作成．精神医学 39: 363-370, 1997.（本書,第3章）
6) 原田誠一：正体不明の声――対処するための10のエッセンス．アルタ出版,2002.
7) 星野弘：分裂病を耕す．星和書店,1996.
8) 神田橋條治,荒木富士夫：「自閉」の利用――精神分裂病者への助力の試み．精神経誌 78: 43-57, 1976.
9) 神田橋條治：わたくしの分裂病治療．1982. 神田橋條治：発想の航跡．岩崎学術出版社,1988.
10) 神田橋條治,八木剛平：対談　精神科における養生と薬物．診療新社,2002.
11) 加藤友之,田島昭,湯浅修一,江熊要一：精神分裂病者の社会生活における特性（精神分裂病の生活臨床　第1報）：精神神経学雑誌 68: 1976-1088, 1966.
12) Kingdon DG, Turkington D: Cognitive-Behavioral Therapy of Schizophrenia. The Guiford Press. 1994.（原田誠一訳：統合失調症の認知行動療法．日本評論社,2002.）
13) 宮内勝,安西信雄,太田敏男,他：治療的働きかけへの反応の仕方にもとづく精神分裂病圏患者の臨床的類型化の試み――「自己啓発型精神分裂病患者群」と「役割啓発的接近法」の提唱（第1報）．精神医学 29: 1297-1307, 1987.
14) 宮内勝：分裂病と個人面接――生活臨床の新しい展開．金剛出版,1996.
15) 中井久夫：分裂病者における「焦慮」と「余裕」．1976. 中井久夫：中井久夫著作集 2巻．岩崎学術出版社．1985.
16) 中井久夫：分裂病に対する治療的接近の予備原則．1982. 中井久夫：中井久夫著作集 2巻．岩崎学術出版社．1985.
17) 中沢正夫：改訂版・精神衛生をはじめようとする人のための100ヶ条．創造出版,

1977.
18) 新海安彦：分裂症の精神療法としての「賦活再燃正気づけ療法」——回顧と現況．精神科治療学 1: 595-604, 1986.
19) 田島昭，加藤友之，湯浅修一，江熊要一：社会生活の中での分裂病者に対する働きかけ——職業生活場面を中心にして（精神分裂病の生活臨床第2報）．精神神経学雑誌 69: 323-351, 1967.
20) 臺弘：分裂病の生活臨床．創造出版，1978.
21) 臺弘，湯浅修一：続・分裂病の生活臨床．創造出版，1987.
22) 湯浅修一：精神分裂病の臨床——通院治療を中心に．医学書院，1978.

第7章

統合失調症の認知療法と薬物療法
――精神療法と薬物療法の進歩の好ましい相互作用――

はじめに

　近年，気分障害や不安障害における認知療法の有効性を示すエビデンスが蓄積され，認知療法が精神療法の有力な一流派と認められるようになっている。こうした流れの中で認知療法の適応拡大を目指す試みが世界各地で行われており，その対象疾患の一つが統合失調症である。統合失調症の認知療法と従来の個人精神療法を比較すると，前者には第5章（85頁，表1参照）で述べたような特徴があると想定されているため[1]，認知療法に注目と期待が集まっているのであろう。

　このような中，筆者も統合失調症の治療・リハビリテーションに適宜認知療法をスパイス的に付け加えて実践しており，一定の有用性を感じているところである。筆者の感覚では，ちょうど統合失調症の集団精神療法に生活技能訓練SSTが加わって集団精神療法のメニューが豊かになったように，認知療法の登場によって統合失調症の個人精神療法のレパートリーの幅が広がり内実が豊かになった印象がある。

　筆者は，認知療法が統合失調症の個人精神療法に応用されつつある動きを，統合失調症の個人精神療法における近年の進歩の一つと考えているが，この変化には「近年の薬物療法の進歩＝非定型抗精神病薬の利用開始」との関連が認められる。と言うのは，薬物療法の進歩により認知療法の施行が促進される場合や，認知療法の適用により非定型抗精神病薬の本領が発揮されやすくなる症例がある，などの相互作用が認められるためである。本章ではこうした両者の相補的で好ましい関係を，症例をあげながら具体的に述べていく。

1. クスリの副作用軽減が精神療法にもたらす寄与①：精神病後抑うつの軽症化

　非定型抗精神病薬の長所と言うと，何といっても「副作用が概して軽微であり可逆的であること」であろうが，非定型抗精神病薬の認知療法への大きな貢献もこの点にある。つまり，薬剤誘発性の気分・認知・行動面の副作用が減少して，認知療法の適応となる患者が増えたというメリットである。以前は，抗精神病薬（特に，ブチロフェノン系抗精神病薬）の副作用によって精神病後抑うつが遷延して，精神療法やリハビリテーションへの導入が困難になっていた次のような症例が少なくなかったように思われる。

　【症例1】抗精神病薬の副作用が一部関与したと思われる重篤な精神病後抑うつを繰り返した統合失調症患者[2]
　　現在40代の女性。20代後半に幻覚妄想状態となり統合失調症を発症。さまざまな抗精神病薬を服用したが，発症当時利用できた抗精神病薬ではブチロフェノン系薬剤以外では十分な効果が得られなかった。そして，ブチロフェノン系の薬物療法によって寛解状態に入るものの，その後希死念慮を伴う強い抑うつ状態が遷延した。その間，
　・気分がすぐれず，妙な気持ちの悪さがある
　・倦怠感が強く，何をする気力も出ない
　・頭では何かやってみようと思うが，根気が続かず粘れない
　・思考力が落ちて何も考えられず，ボケてしまったみたい。このまま老化するのではないかという恐怖がある
　・自分は能力のないダメ人間。生きていても仕方ない
などの切実な訴えが繰り返された。
　　約半年後に抑うつ状態から脱してほぼ病前の生活機能水準に戻ったが，後に再発した際にもそのたびに初発時と同様の経過（①ブチロフェノン系薬物が有効→②寛解状態に入る→③強い抑うつ状態が遷延する）を繰り返した。非定型抗精神病薬が利用できるようになってからは，再発後の重篤な抑うつ状態はみられなくなった。

　筆者は，統合失調症患者に認知療法を行う際の適応条件の目安として「5つのC」（表1）をあげたことがある[3]が，本症例が示したような精神病後の重篤な抑うつ状態にある患者に Curiosity（好奇心）や Comprehension（理解）

を求めるのは無理な相談である。非定型抗精神病薬が利用できるようになってからは，こうした抗精神病薬の副作用が関与する精神病後抑うつがかなり減った印象があり，その分心理教育や認知療法を適応できる症例が増えているように感じられる。

表1　統合失調症の認知療法の適応条件の目安
――5つのC

（1）	Calmness	落ち着き
（2）	Communication	コミュニケーション
（3）	Cooperation	協力
（4）	Comprehension	理解
（5）	Curiosity	好奇心

2．クスリの副作用軽減が精神療法にもたらす寄与②：服薬コンプライアンスの改善

　従来は，抗精神病薬の副作用が主な理由となって服薬コンプライアンスが不良となり，不安定な精神状態が続いて精神療法を行いにくい症例が少なくなかった。そのような場合，次の症例のように，①患者・家族に簡単な心理教育を行った上で，②非定型抗精神病薬に処方を変更して順調な経過をたどるケースがある[4]。

【症例2】非定型抗精神病薬への処方変更で服薬コンプライアンスが改善し，適切な精神療法・生活相談を行えるようになった症例[4]
　20代男性。20代初めに統合失調症を発症し，3回の入院歴がある。この間A病院精神科への通院を続けたが，処方の主剤であるハロペリドールを「頭が働かなくなる」「気分が落ち込む」「セックスがうまくいかない」などの理由で，処方を受け取る度にひそかに破棄していた。そして抗精神病薬以外の少量の睡眠導入薬のみを服薬していたが精神状態は不安定で，しばしば再発を繰り返していた。
　ある再発時に筆者の外来を受診した際に，従前の経過をふまえて以下の対応を行った。
　①統合失調症の心理教育[5-7]を行い，薬物療法の必要性と有効性をあらためて説明した。
　②処方を非定型抗精神病薬に変更し（ハロペリドール→リスペリドン），副作用の軽減を目指していく旨を伝えた。
　③家族にも心理教育を行い，治療への協力を要請した。

以後の服薬コンプライアンスは良好となり，安定した状態を保ち必要な精神療法・生活相談を行うことができている。そして現在までのところ一貫して寛解状態にあり，仕事もこなすことができている。

3．認知療法の薬物療法への貢献①：服薬コンプライアンスの改善

非定型抗精神病薬では副作用が減りクスリの飲み心地が良くなったとはいえ，服薬コンプライアンスの問題が依然として大きな課題として存在している。前節の症例とは逆に，心理教育・認知療法が服薬コンプライアンスの改善に役立った筆者の自験例を紹介させていただく。

【症例3】心理教育・認知療法で服薬コンプライアンスが改善した統合失調症患者[8]

20代男性。X年，幻覚妄想状態となりB病院を受診。非定型抗精神病薬を中心とする薬物療法が奏功して1カ月ほどで寛解状態に入ったが，軽快すると服薬を中止してしまい，しばらくすると再発するパターンを4回繰り返した。X＋4年，4回目の再発時に家族に暴力をふるい，家族とともにC病院を受診した。C病院初診時に，本人は次のように訴えた。

「自分のことを周囲の人が噂している。誰かが自分のことを見張ったり盗聴したりして，そこで得た情報を広めている。家族しか知らないはずの内容まで噂になっているので，家族もグルになっているとわかる。家族や赤の他人が，なんでこんなことをするのかわからない。何ともやりきれないし人間不信」。

本人・家族とも心理教育・認知療法に興味を示したため，初診時からパンフレット[6,7]を用いて説明したところ理解は良好であった。本人が「服薬するし，暴力はふるわない」と約束したため，外来で経過をみることにした。

その後，徐々に幻覚妄想体験は消褪していった。そして，「噂は実在しなかったのかもしれない。すると，家族に申し訳ないことをしたことになる」と反省を口にした。

約3週間で寛解状態に入ったが，従来とは異なり症状消褪後も服薬コンプライアンスは良好に保たれた。そのことについて，本人は次のように述べた。

「今まではクスリを飲んで何となく楽になり，もう大丈夫と思った。それから，早く病院やクスリと縁を切りたいという気持ちもあった。今回は，病気や症状の説明を詳しく聞いてぶり返しを防ぐ大切さが良くわかったので，通院・服薬を続けている」。

後日，仕事のストレスを機に再発しかけたが，早めに治療者に相談して大きく調子を崩すことなく乗り切ることができた。

なお，本症例のようにクスリに関する心理教育・認知療法が必要な場合には，抗精神病薬の効用を説明する際に，
・非定型抗精神病薬のメリット（副作用の少なさ，飲み心地の良さなど）
・現在，非定型抗精神病薬を服用できる幸運な側面（例：1990年代半ばまでわが国では利用できなかった，薬価や保険制度の問題もあり現在もなかなか服用できない患者さんが世界には少なくない）

などを強調して伝えると，説得力がアップする印象がある。

4．認知療法の薬物療法への貢献②：多剤併用・大量投与の歯止め

非定型抗精神病薬が導入されてからも薬物療法抵抗性の症状が少なからず存在し，そうした症例の処方は得てして抗精神病薬の多剤併用・大量投与になりがちである。加えて，最近は複数の非定型抗精神病薬を含めた多剤併用・大量投与の処方例も少なくないと仄聞する。受け持ち患者に薬物療法抵抗性の症状がみられる場合，治療者側の治療・リハビリテーションのメニューに心理教育・認知療法のオプションもあると，多剤併用・大量投与の弊に陥るリスクが小さくなる可能性があるように思われる。次に，薬物療法抵抗性の症状に心理教育・認知療法が有効性を示した症例を紹介させていただく。

【症例4】初発時の記憶が残り関係念慮が存続していたが，認知療法によって症状が軽快し生活上の支障が減った慢性統合失調症症例

20代女性。X年（19歳）幻覚妄想状態となり，X＋1年にD病院を受診。服薬によって幻聴は消褪したが，初発時の記憶が残って次のような関係念慮が存続し，生活上支障をきたしていた。「調子を崩した時に，『死ね』などのひどいことを言われた。クスリを飲んで聞こえなくなったが，声がリアルだったので実際に言われた気もする。当時つらい体験をした場所や，似たような状況で，今でも周囲の人に噂されているように感じられる。それで外出しにくいし，外にいると安心できない」。この症状が各種抗精神病薬服用によっても変化ないため，X＋7年にE病院を受診した。

初診時に2種類のパンフレット[7,10]を用いて心理教育を行ったところ，本人は次のような感想を述べた。「今までは（初発時の幻聴体験が）本当にあったことなのか，それとも実際にはなかったのか半信半疑だった。ところがパンフレットの内容が自分の体験とピッタリ同じだったので，やはり実際には無かったのだと記憶の整理ができて楽になった。また，自分だけがこういう体験をしたのではないとわかり，安心したし

嬉しかった」。薬物療法に関しては，D病院での処方内容（一日量：リスペリドン3mg）は適当と思われたため，本人の希望も勘案して処方は変更しなかった。

その後の経過は順調で，思考記録を用いて認知療法を行ったところ関係念慮があまり生じなくなり，一瞬生じかけても早く回復できるようになった。また，気楽に外出できるようになり，外出時に感じる不安も大幅に減った。

おわりに

本章では，統合失調症の個人精神療法の進展（認知療法の導入）と薬物療法の進歩の関連について，症例を提示しながら私見を述べさせていただいた。今後，これらの進歩が診療の場で実践されて「統合失調症の治療自体が統合失調状態にある」と評されるような残念な事態[8]が改善されることが望まれよう。

文　献

1）原田誠一，佐藤博俊，小堀修，他：統合失調症の治療と認知療法の活用．精神療法 30: 639-645, 2004.
2）原田誠一：Neuroleptic depression：抗精神薬により精神病後抑うつが増悪・遷延した症例．広瀬徹也編集：精神科ケースライブラリーⅡ：気分障害と類縁反応．中山書店，1998.
3）原田誠一：幻覚妄想体験への認知療法．精神医学 43: 1135-1140, 2001.
4）原田誠一：医師（各種疾患別アプローチを含めて）．精神科臨床サービス 2: 456-460, 2002.
5）原田誠一：幻声に対する精神療法の試み――患者の幻声体験のとらえ方に変化を与え，幻声への対処力を増すための認知療法的接近法．中安信夫編：分裂病の精神病理と治療 8．星和書店，1997.（本書，第1章）
6）原田誠一，吉川武彦，岡崎祐士，他：幻聴に対する認知療法的接近法（第1報）．精神医学 39: 529-537, 1997.（本書，第3章）
7）原田誠一：正体不明の声――対処するための10のエッセンス．アルタ出版，東京，2002.
8）原田誠一，原田雅典，佐藤博俊，他：統合失調症の社会機能と認知療法．精神科治療学 18: 1151-1156, 2003.
9）原田誠一：統合失調症の個人精神療法――三つのキーワードによる三題噺．こころの科学 120: 99-106, 2005.（本書，第5章）
10）原田誠一：日本版バーチャルハルシネーションについて．キタメディア，2004.（本書，付録）

第8章

統合失調症の早期発見・発病予防の可能性

はじめに

　本質的な治療法が確立されていない疾患を含め，すべての病気の臨床において早期発見・早期治療（2次予防）や発症予防（1次予防）が重要な意味を持つことは医学の常識といえよう。とすれば，統合失調症でも予防活動が大切であることは当然至極であるし，実際以前から識者によって指摘され議論されてきた経緯がある。しかしながら，表1に示したような諸事情があったこともあり，統合失調症の予防をめぐる従来の議論には，実践・普及面での実績がやや乏しい卓上の論述という色彩が若干なりともあったように思われる。

　しかるに近年，精神病未治療期間（DUP）に関する研究が進み，世界各地で早期発見・早期治療，発症予防の実践を目指すプロジェクトが立ち上げられ

表1　統合失調症の予防が注目されていなかった理由（文献9より引用）

1) 疾病研究の進展が不十分
　→危険因子，防御因子が明らかになっていない
2) 悲観的な疾病感
　→「進行性の病気で予後不良」「予防は無理」という先入観があった
3) 関係者の協力体制が未確立
　→精神科医，コメディカルスタッフ，疫学担当者などの協力が不十分であり，自助グループや家族会との連繋もできていなかった
4) 予防活動を評価しない医療経済制度
　→わが国の医療保険制度では，病気の発症や再発を予防しても評価されないシステムになっている
5) 以上の事情が重なり，健康保険の分野で「統合失調症の予防」の重要性が十分認識されていなかった

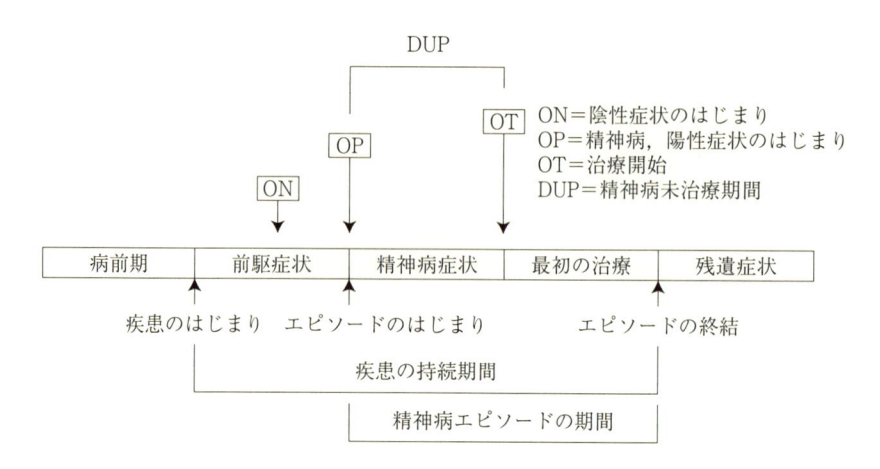

```
                        DUP
            ┌────────────────────────┐
                         OT    ON=陰性症状のはじまり
                  OP           OP=精神病, 陽性症状のはじまり
                               OT=治療開始
             ON                DUP=精神病未治療期間
```

| 病前期 | 前駆症状 | 精神病症状 | 最初の治療 | 残遺症状 |

疾患のはじまり　エピソードのはじまり　　　エピソードの終結
　　　　　　　　疾患の持続期間
　　　　　　　　　精神病エピソードの期間

図1　統合失調症の経過と DUP（文献 15 より引用）

さまざまなデータが発表されはじめている。統合失調症の予防をめぐる議論は，夢や理念の段階から実践の段階に入ったといえよう。

本章では「統合失調症の早期発見・発症予防の可能性」というテーマに関して，①統合失調症の DUP をめぐる近年の研究成果に触れた上で，②国の内外における早期発見・早期治療のプロジェクトを紹介し，③筆者らの試みを記すという順で，論を進める。

1．統合失調症の未治療期間（DUP）

精神病未治療期間（Duration of Untreated Psychosis: DUP：図1）をめぐる研究結果の中で，当初精神医療関係者の耳目を集めたポイントの一つは，「ある程度予想されたことではあるが，実地調査の結果明らかになった DUP がいかに長いか！」という点ではなかったろうか。表2に示されているように，報告されている DUP の平均値は 30 週（7カ月半）から 114 週（2年以上）の間にある[14]。DUP が極端に長い一部症例が平均値を長くしている事情をふまえても，「DUP を短縮する対策を講じる必要がある現状が如実に示されている」と言わざるをえないデータであろう。そして欧米諸国同様，わが国においても大変長い DUP が報告されている（水野ら：17.6±26.9カ月[13]，村上ら[16]：19.6±21.5カ月）。また，気分障害などの他の精神障害と比較しても，特に統

表2 諸研究によるDUP（文献15より引用）

	n	中間値(週)	平均値(週)	標準偏差
Beiser ら	72	8	56	148
Birchwood ら	71		30	
Haas と Sweeny	71		99	
Loehel ら	70	39	52	82
Moscarelli ら	20		76	92
Larsen ら	43	26	117	173
Hafner ら	165		109	
Moller と Husby	18	18	32	35
McGorry ら*				
pre-EPPIC	200	30	227	714
post-EPPIC	147	52	175	385

＊McGorryらのデータの単位のみ「週」でなく「日」

表3 長いDUPがもたらす可能性のある悪影響
（文献3より引用）

・寛解までの遅れ，不完全寛解
・より不良な予後
・うつや自殺のリスクの増加
・心理的，社会的発達の妨害
・人間関係での緊張
・家族や社会からの支援の喪失
・患者の子育てについての技能の崩壊
・患者の家族内における苦痛や心理的問題の増加
・勉学や就職の中断
・物質乱用
・暴力行為や犯罪行為
・不必要な入院
・自尊心や自信の喪失
・マネジメントのためのコストの増大

合失調症のDUPが長い可能性が示唆されている[1]。
　さらに，DUPがその後の経過を予測する可能性を支持する報告が相次いだことも，（内容的には意外性はないものの）やはり印象的であった。今までに，

表4　DUPを短縮するための戦略（文献3より引用）

・**理解を深める**
―プライマリケアに携わる者への教育
―精神病の早期サインへの注意を促す
―地域社会の教育
―患者やその家族が援助を求めることをためらう原因である精神疾患に対するスティグマを減らす
・**専門医への照会を増やす**
―利用者に対する反応の良い，親しみやすいサービスを提供する
―精神科サービスに対する恐怖感やスティグマを減らす
・**精神科サービスへの容易なアクセスを提供する**
―すばやい対応
―柔軟性のあるアプローチ
―積極的訪問

初発統合失調症患者のDUPの長短と，その後の精神状態・社会適応などの関連が認められるという結果が多く報告されている[2,3,12,14]。現在，統合失調症の治療開始遅延によって生じうると想定されている悪影響には，表3のさまざまな事項がある。

2. 統合失調症の早期発見・早期治療プロジェクト

前節で触れたDUPの知見などをふまえて，「発症後数年間の時期は，統合失調症の治療上非常に重要な期間（臨界期：critical period）[2,12]であり，この時期の介入を逸すると長期化・慢性化しやすい。そこで当面の臨床上の目標は，①DUPを短縮化するための社会へのさまざまな働きかけ（表4）を行い，②臨界期の患者に適切な薬物療法，精神療法（個人，集団，家族），精神科リハビリテーションを包括的に実施して重篤化・慢性化を予防することにある」という共通認識が持たれるに至っている。そして，その実践のために世界各地でさまざまなプロジェクトが立ち上げられている。

バーチウッド（Birchwood）らの編書[2]では世界各地の26のプロジェクトチームが紹介されているが，代表例としてオーストラリアの早期精神病予防・介入センターの活動（Early Psychosis Prevention and Intervention Center：EPPIC），ノルウェー・デンマークの精神病の早期治療と発見プロジェクト

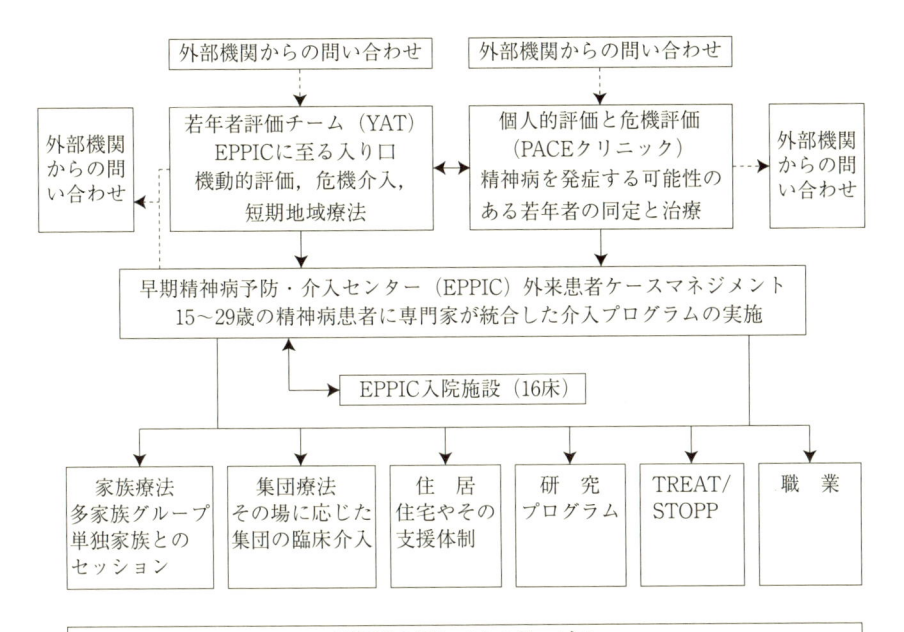

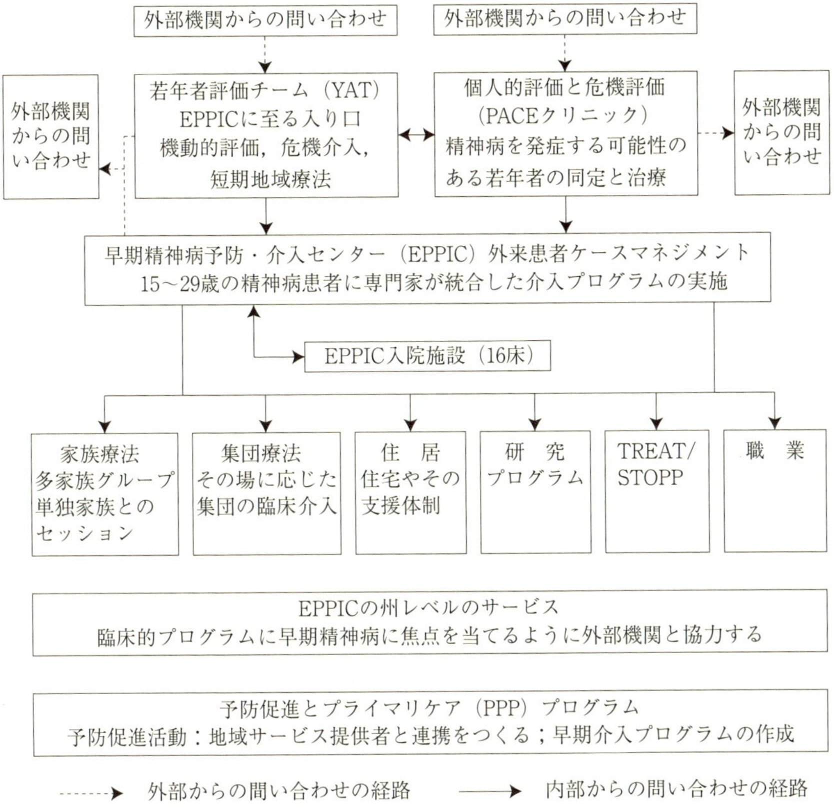

第8章 統合失調症の早期発見・発病予防の可能性 123

```
                  外部機関からの問い合わせ    外部機関からの問い合わせ
                         ↓                        ↓
   ┌──────┐    ┌──────────────┐    ┌──────────────┐    ┌──────┐
   │外部機関│    │若年者評価チーム(YAT)│    │個人的評価と危機評価│    │外部機関│
   │からの問│←→│EPPICに至る入り口  │←→│(PACEクリニック)  │←→│からの問│
   │い合わせ│    │機動的評価,危機介入,│    │精神病を発症する可能性│    │い合わせ│
   └──────┘    │短期地域療法       │    │のある若年者の同定と治療│    └──────┘
                 └──────────────┘    └──────────────┘
                              ↓            ↓
            ┌────────────────────────────────────┐
            │早期精神病予防・介入センター(EPPIC) 外来患者ケースマネジメント│
            │15～29歳の精神病患者に専門家が統合した介入プログラムの実施│
            └────────────────────────────────────┘
                        ↓↑
                 ┌──────────────┐
                 │EPPIC入院施設(16床)│
                 └──────────────┘
```

┌──────┬──────┬──────┬──────┬──────┬──────┐
│家族療法│集団療法│住居 │研究 │TREAT/│職業 │
│多家族グループ│その場に応じた│住宅やその│プログラム│STOPP │   │
│単独家族との│集団の臨床介入│支援体制│   │   │   │
│セッション│   │   │   │   │   │
└──────┴──────┴──────┴──────┴──────┴──────┘

┌────────────────────────────────────┐
│EPPICの州レベルのサービス   │
│臨床的プログラムに早期精神病に焦点を当てるように外部機関と協力する │
└────────────────────────────────────┘

┌────────────────────────────────────┐
│予防促進とプライマリケア(PPP)プログラム   │
│予防促進活動:地域サービス提供者と連携をつくる;早期介入プログラムの作成│
└────────────────────────────────────┘

·······▶ 外部からの問い合わせの経路　　　───▶ 内部からの問い合わせの経路

図2　EPPICのサービスモデル（文献3より引用）

(Early Treatment and Identification of Psychosis : TIPS) などがある（表5）。

　オーストラリアの早期精神病予防・介入センター（EPPIC）[3, 12)]は図2のような多様なチームからなる組織で，「発症を可能な限り早期に発見し，以後18カ月の間にそれぞれの病期に見合った特異的な集中治療をするという2つの戦略で早期精神病患者の1次的，2次的な病的状態を軽減することを目的」としている．また，早期精神病のための認知療法的精神療法（Cognitive-Oriented Psychotherapy for Early Psychosis : COPE）を開発・利用しており，その有用性を示すデータを発表している．

　一方，ノルウェー・デンマークの精神病の早期治療と発見プロジェクト

表5 統合失調症の早期発見・早期治療を目指す主なプロジェクト（文献3より引用）

	開始年月日	診断	対象年齢(歳)	経過追跡時間(年)	サービス対象	管轄の人口	年間の新患者数	稼働症例数	評価	運営費	連絡先
EPPIC メルボルン	1992(入院施設は1984以来)	初回エピソード精神病	15-29	1.5	入院患者,外来患者,前兆症状を呈する患者	819,000	255(1997-2000の平均)(15-29年齢人口で206, 259)	400+	経過,効果,6ヵ月12ヵ月,24ヵ月予後	継続的	WWW.epic.org.au
TIPS ノルウェーおよびデンマーク	1997	統合失調症圏内,およびら幻覚妄想を伴う感情障害	18-65	2	外来患者,前兆を呈する患者	370,000(ロガランド)190,000(オスロ)95,000(ロスキレデ)	100	n/a	3ヵ月,1,2.5年予後:介入群を2つの非介入群と比較	6年プロジェクト(1997-2002)	WWW.tips-info.com
EIS バーミンガム,イギリス	1995	初回エピソード精神病	16-30	3	外来患者,前兆を呈する患者	300,000(2002年3月より100万人)	120	150	1,2,3年予後	継続的	WWW.iris-initiative.org.uk
EPP カナダ,アルバータ州カルガリー	1996	非感情病性初回エピソード精神病	16-45	3	外来患者,前兆を呈する患者	930,000(カルガリー市)	85	170	3,6,9,12,15,18,21,24ヵ月およびび3年予後	継続的	WWW.early-psychosis.com
PEPP ロンドン,オンタリオ,カナダ	1996	非感情病性初回エピソード精神病	16-50	2	入院患者,外来患者	390,000(ロンドンおよびミドルセックス)	50	100	1,2年予後	継続的	WWW.pepp.ca

(TIPS)[2,3] は,①精神病の早期兆候を一般に広く啓発する,②教師,若年者,家庭医に対して特別な教育をする,③未治療の初回エピソード精神病患者を早期発見し治療を行うチーム(Detection Teams:DTs)を稼動する,などを行ってきた。予備的な報告によれば,TIPS により DUP が大幅に短縮した(114 週→17 週)とのことである[2]。

3. わが国の早期発見・早期治療プロジェクト

前節で紹介した世界の動きに対応して,わが国でも独自の実践が始まっている。

仲本,小椋らの琉球大学のグループ[18]は,1994年から大学生を対象として精神障害の予防活動を行ってきた。大学保健管理センターで健康診断を受ける琉球大学の新入生全員を対象にして質問票を用いたスクリーニングを行い,ハイリスク者に対して精神科医による診断面接,心理テスト(ロールシャッハテスト),神経生理学テスト(ERP)などを施行して介入し,成果をあげてきた。さらに,平松ら[10]は「統合失調症の母親とその子どもに対する積極的支援を出産直後から,あるいは妊娠中から行う」ための専門外来「子作り,子育て支援外来」を琉球大学精神科で開設している。そして平松は,統合失調症の予防に関して「1次予防のポイント:統合失調症者の育児の相談・支援,2次予防のポイント:青少年の援助を行いつつ early psychosis の診断・治療を実践する,3次予防のポイント:服薬遵守+生活支援・社会参加促進を通じての人生の回復と再発見」と手際よくまとめて述べている。

また,中安[17]は統合失調症の初期症状に関する臨床研究を行い,初期統合失調症の疾患概念を提唱している。そして,精神病理学や神経心理学の観点から初期統合失調症に関する精緻な考察を行い,薬物療法・精神療法にも言及している。

一方,倉知ら[11]富山医科薬科大学のグループは脳の画像研究を基に統合失調症の側頭葉-前頭葉2段階発症仮説を提唱し,早期発見・早期治療の可能性を検討している。

さらに,水野[13]ら慶応大学のグループはわが国の DUP に関する実地調査を行い,統合型地域精神科治療プログラム(OTP)を展開しつつ,精神障害の早期発見・早期治療に関するプロジェクト(東京ユースクラブ)も実践して

いる。

また筆者も，統合失調症の早期発見・早期治療というテーマに対して，独自の立場から関心を抱き実践活動を行ってきたので，次節で一部を紹介させていただく。

4．筆者らの取り組み

1）統合失調症のハイリスク児での早期発見・発症予防

筆者らは岡崎が中心となり，統合失調症患者の子弟（ハイリスク児）の追跡研究[8, 15, 19, 20]を行ってきた。その過程でさまざまな知見が得られているが，ここでは本章のテーマ「統合失調症の早期発見・発症予防の可能性」と関連のある1症例を紹介させていただく。

【症例】初診時17歳　女性[7]
家族歴：父親が統合失調症で通院・服薬中。母親は一時期うつ病になり，通院・服薬をしていたことがある。
生活歴：2人姉妹の第1子，長女として出生。学業成績は上位で友人も多く，小学校～高校を通して学校生活への適応は良好であった。
現病歴：X年9月（本人は高校3年生），大学入試の重圧に加えて，父親が再発して母親のうつ病も悪化した。X年10月初旬，「両親の声がぼんやり聞こえてくる。何を言っているのかはわからないが，声が聞こえてくる」「昔のいやな記憶がどんどん出てきて止まらない」体験が出現。それを知った母親に勧められて，X年10月16日に初診となった。
治療経過：初診時より薬物療法（フルフェナジン　1mg/日）を開始すると共に，幻聴に対する心理教育を行った。約2週間で幻聴と自生記憶想起は消褪した。
X+1年4月，大学に入学。大学生活になじむまでの約1年間投薬を継続した後，薬物療法を中止した。その後，現在（X+10年）までのところ精神状態は一貫して安定しており，社会適応も良好である。
コメント：統合失調症（父親）とうつ病（母親）の家族歴があり，筆者らが追跡していた個体が「大学受験，父親の再発，母親のうつ状態の悪化」というストレス条件下で幻聴，自生記憶想起を体験したが，治療に反応して速やかに症状が消褪した症例である。薬物療法を中止してから8年以上経過しているが，現在までのところ一貫して安定している。本章のテーマ「統合失調症の早期発見・発症予防の可能性」と重なる部分の大きい症例と思われるため，紹介させていただいた。なお本症例の診断は，

一過性精神病性障害を考えている。

2）予防への寄与を目指す疾患教育の試み

　筆者は，統合失調症の子弟（ハイリスク児）の追跡研究[8,15,19,20]や統合失調症患者の病前行動特徴の研究[4]から，統合失調症の1次・2次予防の実現には3つのポイントがあると考えている（表6）。

　1つ目のポイントは，病前特徴への働きかけである。ハイリスク児研究や病前特徴研究の結果から，統合失調症患者は発症前から「消極的，自信がない，対人緊張が強い，非社交的で孤立しがち」などの性格・行動上の特徴を示す場合が多く，発症しない人は「自己肯定的で自己評価が安定，積極的で自主性がある，対人関係が円満」などの対照的な特徴を示す場合が多いと明らかになった。発症者で乏しく発症しない人で認められやすい「対人関係能力，問題処理技能，自己評価」は，発症に防御的に働く抗罹病効果をもつ可能性がある。そこで予防のポイントの1つ目は，これらの特性を自分の個性にあった方法で学習し身につける大切さを本人，家族，教師などに伝え，習得方法の例を紹介することとなる。

　予防の2つ目のポイントは，ライフイベントに関する心理教育である。従来から，統合失調症発症前にさまざまなライフイベントがみられる場合が多いと知られていたが，筆者らのハイリスク児研究でも同様の結果が得られた。そこで，ライフイベントに関する説明を行い，困難に陥った際の対処法を伝える心理教育が予防に役立つ可能性があると思われる。

　3つ目のポイントは，（逆説的であるが）1次予防実現の困難さである。ハイリスク児研究を通して，親の精神状態が比較的安定していて精神科医が日常的に相談にのっていても，1次予防が容易には実現できないと明らかになった。そこで，2次予防の重要性があらためてクローズアップされることになる。そしてその実現には，「精神病体験の実際の現れ方や悪影響，精神科の治療の内容と必要性・有効性，相談・治療のために利用できる社会資源」などの情報伝達が役立つ可能性がある。

　筆者は，以上の「3つのポイント」の内容などを一般者向けにわかりやすく解説したパンフレットを作成した[5]。パンフレットの表題は「心の病を予防するためのパンフレット——心の健康を守り育てるための9章」であり，表7に全9章の表題を示した。

表6　統合失調症の1次・2次予防実現のための3つのポイント（文献9より引用）

1） 病前特徴への働きかけ
　　対人関係能力
　　問題処理技能
　　自己評価　など
2） ライフイベントに関する心理教育
3） 2次予防実現のために役立つ情報提供
　・精神病理現象（前駆症状，初期症状，精神病体験）の現れ方
　・精神科の治療の内容
　・早期治療の必要性，有効性
　・受診・相談を行う際に利用できる社会資源など

表7　心の病を予防するためのパンフレット―心の健康を守り育てるための9章
（文献9より引用）

1） 心の病について知っておく利点
2） 心の病とは？　―代表的な心の病「統合失調症」のアウトライン―
3） 統合失調症でよくみられる「空耳」について
4） 統合失調症でよくみられる「空耳」の内容と影響力
5） 統合失調症でよくみられる「勘繰り」について
6） 統合失調症が起こるきっかけになりやすい生活環境―ストレスによるピンチ―
7） ピンチに陥った時の上手な対応法―逆境の受けとめ方，しのぎ方―
8） ピンチに陥らないために役立つこと―「転ばぬ先の杖」になりうる事柄―
9） 心の病が出てきた時の対処法と精神科の治療の説明―利用できる社会資源の紹介―

　筆者は，このパンフレットを用いて青年期の一般者を対象とした予防教育を実践し，受講者の関心の度合や理解の程度などを調べるために，講義終了時に無記名でアンケート調査を行った[6]。表8に結果の概要を示したが，この結果から予防教育がある程度受講者の興味・関心を引いて内容の一部を伝達でき，有用性も一定程度感じとってもらえたとみなせるのではないか，と考えている。
　また，筆者らは統合失調症でよくみられる幻覚症状を疑似体験できる装置「日本版バーチャルハルシネーション（VH）」の精神医学面の監修に携わり，VHの解説パンフレット（本書付録）を作成した。VHを統合失調症や薬物乱用の予防教育で活用しうる可能性を考え，試行を始めたところである。

表8 予防教育受講者を対象としたアンケート調査の結果（文献9よち引用）

質問内容	結　果
1）講義内容への興味・関心の有無	「たいへん興味を持った」または「少し興味を持った」＝ 88％
2）パンフレットの内容の理解の可否	「よく理解できる」または「一部理解できる」＝ 81％（第9項目）～ 97％（第1項目）
3）講義内容の有用性の有無	「有用性を感じた」＝ 80％
4）講義内容を一般教育の場で扱う必要性	「もっと早く知っておいた方がよい」＝ 70％ 「今頃で（＝大学または専門学校入学時）ちょうどよい」＝ 14％

おわりに

本章では，統合失調症のDUPをめぐる研究結果に触れ，国の内外で行われている早期発見・早期治療のためのプロジェクトを紹介した。今後統合失調症の予防をめぐる議論・実践がさらに広がり，統合失調症のDUP短縮が実現し，発症予防に関する臨床研究が進むことが望まれる。

文　献

1) Beiser M, Erickson D, Fleming JAE, et al: Establishing the onset of psychotic illness. Am J Psychiatry 150: 1349-1354, 1993.
2) Birchwood M, Fowler D, Jackson (Eds): Early Intervention in Psychosis. A Guide to Concepts, Evidence and Interpretations. Wiley, New York, 2000.
3) Edwards, J. and McGorry, P.D.(eds): Implementing Early Intervention in Psychosis: A Guide to Establishing Early Psychosis Services. Martin Dunitz, 2002.（水野雅文，村上雅明監訳：精神疾患早期介入の実際――早期精神病治療サービスガイド．金剛出版，2003.）
4) 原田誠一，岡崎祐士，増井寛治，他：精神分裂病患者の病前行動特徴．精神医学 29: 705-715, 1987.
5) 原田誠一，岡崎祐士，増井寛治，他：一般者を対象とした精神分裂病に関する疾患教育プログラムの作成（第1報）―分裂病の1次・2次予防への寄与を目指す疾患教育パンフレットの紹介．精神医学 41: 811-819, 1999.（本書，第3章）
6) 原田誠一，岡崎祐士，増井寛治，他：一般者を対象とした精神分裂病に関する疾患教育プログラムの作成（第2報）――疾患教育の受講者を対象にしたアンケート調査の結果．精神医学 41: 937-945, 1999.（本書，第4章）

7) 原田誠一, 岡崎祐士：日常臨床における精神分裂病の早期発見と早期治療——ハイリスク児の追跡研究から. 精神神経学雑誌 101: 916-922, 1999.
8) 原田誠一, 岡崎祐士：ハイリスク児研究からみた分裂病の病因と予防. 臨床精神医学 29: 367-374, 2000.
9) 原田誠一, 岡崎祐士：統合失調症の早期発見・早期治療. 精神科 2: 303-310, 2003.
10) 平松謙一：統合失調症ハイリスク者の相談. 岡崎祐士編：新世紀の精神科治療 1. 統合失調症の診療学. 中山書店, 2002.
11) 倉知正佳, 川崎康弘：統合失調症の病態形成と脳の発達. 岡崎祐士編：新世紀の精神科治療 1. 統合失調症の診療学. 中山書店, 2002.
12) McGorry PD, Jackson HJ (Eds): The recognition and management of early psychosis. A preventive approach. Cambridge University Press, Cambridge, 1999.（鹿島晴雄監修, 水野雅文, 村上雅昭, 藤井康男訳：精神疾患の早期発見・早期治療. 金剛出版, 2001.）
13) 水野雅文, 山澤涼子, 三浦勇太, 他：日本における初発分裂病の精神病未治療期間（DUP）について. 小椋力編：精神障害の予防をめぐる最近の進歩. 星和書店, 2002.
14) 水野雅文, 山澤涼子：初回エピソード分裂病の未治療期間（DUP）と治療予後. Schizophrenia Frontier 3: 35-39, 2002.
15) Nishida A, Okazaki Y, Nishimura Y：Twenty-five-year outcome of the children with a schizophrenic patient: Tokyo High-Risk Study. Schizophr Res 70: 98, 2004.
16) 村上忠, 福治康秀, 宮里洋, 他：沖縄県における精神分裂病の未治療期間（DUP）に関する予備的調査. 小椋力編：精神障害の予防をめぐる最近の進歩. 星和書店, 2002.
17) 中安信夫：初期分裂病. 星和書店, 1990.
18) 小椋力：精神障害をいかに予防するか. 精神科 2: 297-302, 2003.
19) 岡崎祐士：精神分裂病ハイリスク児. 精神医学 39: 346-362, 1997.
20) 岡崎祐士：発病前ないし早期分裂病への介入. 臨床精神薬理 2: 1113-1120, 1999.

第9章

統合失調症に関する疾患教育プログラム

はじめに

　筆者は，統合失調症患者の子弟の追跡研究（統合失調症ハイリスク児研究）の経験[3-8]などを通して，統合失調症の1次・2次予防実現の困難さをあらためて知るとともに，予防に寄与しうる方略を開発する必要性を痛感してきた。そして，統合失調症の予防という課題に対して，一般者を対象として統合失調症に関する疾患教育を行うことが有用性を示す可能性に着目した[1,2]。筆者は，教材用のパンフレットを独自に作成して疾患教育を実践し始めたところである。このパンフレットは「心の病を予防するためのパンフレット――心の健康を守り育てるための9項目の説明」と題してあり，統合失調症の1次・2次予防の実現に役立つ可能性があると思われる情報をわかりやすく9項目に分けて記載してある。主な内容は，統合失調症発症の契機となりうるライフイベントとその乗り越え方，発病に対して防御的に働き抗罹病効果を持つ可能性のある諸特性の身に付け方，統合失調症と関連の深い精神病理現象の実際の現れ方や影響力，精神科の治療の内容と精神科関連の社会資源の紹介などである。本章では，パンフレットの内容全体を紹介する。

1. 一般者を対象とした統合失調症に関する疾患教育用パンフレット

心の病を予防するためのパンフレット
――心の健康を守り育てるための9項目の説明――

1) 心の病について知っておく利点

　心の病についての知識を身につけておくと，次のようないろいろな利点があ

ります。
①心の病にならないための工夫ができ，予防に役立ちます。
②もしも，自分，あるいは周囲の人が心の病になりかける場合があれば，早めに正しくキャッチして適切に対応でき，病気がこじれるのを防ぐことができます。
③心の病に対して，「恐怖，軽蔑，あるいは『神秘的』とか『自分とは一切無関係』という受けとめ方」などの偏った先入観や誤解を持たないですみます。
④生涯のうち何回かは，心の病にかかった人と関わる機会が出てくるものですが（たとえば，友人や同僚，家族や親戚など），その際に偏見にとらわれずに相手と接するのに役立ちます。
⑤心の病について知っておくと，人間の心の健康を促すものと損なうもの，さらには心の理解そのものを深めることができます。
つまり，心の病に関する知識を身につけると，
A）心の健康を守り育てるのに役立ち，
B）心の病にならないための工夫がしやすくなり，
C）さらには，人間に関する見方の幅を拡げられるわけです。
これらの具体的な内容を，以下の項目で説明しましょう。

2）心の病とは？——代表的な心の病「統合失調症」のアウトライン

統合失調症は，うつ病と並んで代表的な心の病です。特に，統合失調症は10〜20代での発症が多いため，この年代の皆さんが知っておくとよい病気です。

この病気にかかると，「空耳」が聞こえてきて混乱したり，「勘ぐり」が高じて思い違いをしたりしがちです。そして，当の本人が病気に関する知識を持ち合わせていないと，自分の混乱や誤解を十分自覚しにくい，という少々やっかいな問題点があります。

早めに治療を開始できれば良くなる病気ですが，治療を受けずに放置してこじらせると社会生活を送るのに支障をきたす場合があり，注意が必要です。

大体，100人に1人くらいかかる可能性があるとわかっています。誰でも，次の「4つの条件」が重なりしばらく続いてしまうと，それがきっかけとなりこの病気になる可能性を完全には否定できません。

①不安（心配事や気がかりなことがあり解決策が見つからない）
②孤立（心を開いて相談できる人がいない）
③過労（心と体が疲れ切ってしまう）
④不眠（夜寝つけなかったり，夜中に何回も目が覚めてしまい，十分寝た気がしない）
以下の項目で，統合失調症でみられる主な体験を具体的に説明します。

3）統合失調症でよくみられる「空耳」について
（「空耳」とは，どのような体験なのでしょう？）
　まわりに人がいないのに「声」が聞こえてくる体験です。また，周囲に人がいる場面で，実際には誰も話してはいないのに「自分に関する噂話」などが聞こえてくる形の空耳もあります。空耳の「声」は，知っている人の声の場合と，知らない人の声の場合がありますが，後者の方が多いようです。空耳体験の専門用語は「幻聴」（幻の声が聞こえる体験）です。
　単発的な一回きりの「空耳」や「聞き違い」は，誰でもそう稀でなく体験することがあるもので，心配はいりません。一方，統合失調症では空耳がしょっちゅう聞こえてきて，無気味で不快な「声」によって悩まされやすいのです。

（「声」のルーツは？）
　実は，ご本人自身の気持や考えの一部が「声」のルーツです。自分の気持や考えの一部が，「他人の声」という形で聞こえてくるのです。（ここがちょっとわかりにくいでしょうが，統合失調症を理解する上でのポイントの一つですので，この体験を想像してみて下さいね。）
　特に，次の3種類の「自分の気持や考え」が幻聴の素材・原料となり，「他人の声」として聞こえやすいようです。
　①他人の気持の想像
　→例：電車に乗っていて，まわりの乗客が自分をどう見ているか気になり，落ち着かず気詰まりになっている状況を思い浮かべてみて下さい。そうした場面で，同じ車両の向う側で談笑している人たちの話し声に交じって，「あそこに，おかしな奴がいるぞ」などという「声」が耳に入ってきたりします。
　②後悔したり，自分を責める気持
　→「自分に対する悪口」や「自分を責める声」になって聞こえてきます。
　③自分でも気付きにくく，蔭になりやすい気持

→例：ある人の発言に感心している時に、「そんなこと言ったって笑っちゃう」などという「声」が聞こえてきたりします。（ここでは、相手に対する潜在的な反発心が、空耳のルーツになっている訳です。）

（どういう時に生じやすく、要注意なのでしょう？）

前にも触れましたように、①不安、②孤立、③過労、④不眠の4つの条件が重なりしばらく続くと生じやすいのです。たとえば、遭難が良い例です。海や山で遭難して何日かたつと、不安・孤立・過労・不眠が重なり「もうだめだ」とか「助けに来たぞ」という空耳が聞こえてくることがあります。

日常の生活では、「受験、入学、卒業、就職や転職、家族からの独立、人間関係のトラブルや破綻、恋愛や失恋」などの「生活の節目」で、この四条件が揃って空耳が生じやすく注意が必要です。

4）統合失調症でよくみられる「空耳」の内容と影響力

空耳（幻聴）は、それを体験する人にいろいろな悪影響を及ぼし、強い混乱や苦しみをもたらします。これから、空耳の内容とその影響力を具体的に説明しましょう。

まわりに人がいないのに誰かの声（＝しばしば知らない人の声）が聞こえてきます。

→無気味ですし、空耳を「テレパシー」、「お告げ」、「霊や魂からのメッセージ」、「超常現象」、「電波」、「新型の機械で送りこまれてくる声」（決してそんな機械はないので、ご安心下さい）などと勘違いして受けとめ、誤解が拡がりがちです。

指示、命令が聞こえることがあります。（例：「警察に行って謝ってきなさい」とか「橋から飛び降りなさい」と聞こえる場合）

→声に従っておかしな行動をとったり、危険な振舞におよんでしまう場合があります。

しばしば、悪口や中傷が聞こえてきます。（例：「ダメな奴」とか「バカだなあ」と聞こえる場合）

→不快になり、気持が傷つけられます。

実際にはありえない内容が聞こえる時も、しばしばあります。（例：「貴方は神の生まれ変わりです」とか「大会社の社長に抜擢する」とか「宇宙人が攻めてきて地球が滅亡する」と聞こえる場合）

→その気になってしまったり，パニックに陥りがちです。

テレビやラジオの音声と一緒に「声」が聞こえてくる場合があります。

→（心の病に関する知識が無く，この事態を自然に受けとめると）「自分のことが放送されている！」という恐ろしい体験につながります。（そうすると，自分のプライバシーが世間に拡がるという恐怖がつのりますし，時には放送局に行って「自分のことを放送するのはやめて下さい」と抗議してしまう場合もあります。）

町中などで，面識の無い人が自分のことを話しているように感じられます。

→自分のことが知らない人にまで広く伝わって大変な事態になっている，と誤解しがちです。

自分に関する正しい情報が，タイミング良く，どこにいても聞こえてきます。また，「声」を発している相手と対話できるように感じられることもあります。

→「自分自身の気持や考え」が空耳のルーツなので，「空耳の内容の一部が自分の現実に合っている」「タイミング良く聞こえる」「どこにいても聞こえる」「相手と会話ができるように感じられる」のは，いわば当然なのです。（この事情，理解できますか？）

→空耳を「誰かが実際に話している声」と受けとめると，自分の気持が誰かに時々刻々とつつぬけに伝わっていると感じられがちです。（精神科の用語では「つつぬけ体験」などと呼ばれています。）

「自分のことが知らない人にまで広く伝わっている」とか「自分の気持が誰かにつつぬけになっている」と感じていると，身のまわりの偶然の出来事が，皆自分と関係しているように見えてくることがあります。

→このことについては，次の５）で詳しく説明します。

以上，空耳のさまざまな悪影響をみてきました。もちろん，空耳に限らず病気の症状は皆，それを体験する人に強い影響を与えるものです。たとえば，体の病気による痛みやだるさ，うつ病に伴う憂うつな気分なども，それを体験する人に対して大きな影響力を持ちます。しかしながら空耳は，病気の症状が「実際には誰も話しているわけではないのに，話し声が聞こえてくる」という，他に類をみないユニークな形をとります。さらに，すでに説明しましたように，①空耳では，正体不明の他人の声がしょっちゅう聞こえる場合が多い，②他人の声が聞こえてくるので，空耳に関する知識がないと，実は空耳のルーツは自

分自身の気持や考えであると気付きにくい，③そのため，実際に誰かが話しているとか，テレパシー，お告げ，電波などと勘違いしやすい，④聞こえてくる内容は多種多様で，荒唐無稽だったり正しかったりして一定しない，⑤悪口や命令などもよく聞こえてくる，などの特徴もあります。それで，空耳体験によってはなはだしい誤解，勘違い，混乱，動揺，苦しみが生じてしまい，他の病気の症状の場合以上に深刻な影響が起こりやすいのです。

なお，やはり「音が聞こえてくる」症状に「耳鳴り」があります。耳鳴りでは「ジー」などという音が聞こえてきて，それを体験する人に不愉快な感じを与えます。空耳と耳鳴りは一見似た体験に思えるかもしれませんが，実際のところは全く異なる症状です。耳鳴りでは「知らない他人の声が，言葉の形をとって聞こえてくる」などというおかしな現象は起こらないので，その悪影響は空耳ほど強くありません。

空耳が生じると特に著しい誤解や混乱が起こりやすく要注意である，という事情を理解していただけたでしょうか？

5）統合失調症でよくみられる「勘ぐり」について

心配事やうしろめたいことがある時に，まわりの人の態度がいつもと違って見えたりすると，誰でも「勘ぐり」をしがちですね。たとえば，「あの人がよそよそしい態度をとるのは，自分のことで腹を立てているからではないか？」とか「何か悪い噂でも伝わったかな？」などと感じた経験はありませんか？（このようなちょっとした勘ぐりは誰でもしばしば体験するものであり，心配いりません。）

一方，統合失調症では先ほど説明した「空耳」や「つつぬけ体験」の悪影響もあり「勘ぐり」が高じて極端になってしまい，いろいろな出来事を皆自分に関係づけて受けとめて，「自分のとらえ方が100％正しい」とか「他の受けとめ方の可能性はまったくない」と独断しがちです。冷静さや柔軟性が失われて極度の視野狭窄に陥ってしまった病的な状態，といえましょう。

たとえば，次のような具合です。

通りがかりの人が「咳払いをした」
→「あの咳払いは自分への当てつけで，わざとやったのだ」

スーパーで買い物をしていたら，後から来た人が「自分と同じ品物を手にとった」

→「あの人は，自分をつけて調べているのだ」
向う側から歩いて来る人と視線が合った後，相手が「視線をそらせた」
→「あの人も，自分を監視している一味だ」
家の中の物の置場所が「少しずれている」
→「留守の間に，家の中を調べた連中がいるに違いない」
知人と会った時，相手の態度が前回とはまったく異なり「そっけなかった」
→「あの人も敵の一員になってしまった」

極端な勘ぐりの世界（＝妄想の世界）に陥らないためにも，普段から物事をいろいろな角度から多面的に，柔軟に，冷静に考えてみる練習をしておくとよいでしょう。

ここまで説明してきましたように，「不安，孤立，過労，不眠の四条件」から「空耳」（幻聴）が生まれ，続いて「勘ぐり」（妄想）の世界に迷い込んでしまうことがあります。そしてさらにやっかいなことに，「空耳」と「勘ぐり」と「四条件」には互いに相手を強め合う働きがあるのです。それで「空耳」や「勘ぐり」を放置すると，この三者が互いに相手を強め合う悪循環が生じて，自然に治らずに回復が難しくなる場合があります。（放っておいても自然に治ることが多い風邪や下痢などとは，大分事情が異なる訳です。）

この悪循環から抜け出すのを援助するのが，精神科の治療です。精神科の治療は，この三者の悪循環を断ち切って，本人の回復力を伸ばし育てることを目標にしています。精神科の治療の具体的な内容は，後ほど説明します。

6）統合失調症が起こるきっかけになりやすい生活環境——ストレスによるピンチ

一般に「受験，入学，卒業，就職」などの「生活の節目」では，
①何かと忙しくせわしない。
②日常生活や人間関係に大きな変化が生じやすい。
③新しいことや苦手なことにチャレンジする必要がある場合が多い。
④心配事が生じて，ある程度の期間それに耐えなければならないことが少なくない。
⑤自分自身で最終的な責任を負わざるを得ない。
などの事情があり，不安，孤立，過労，不眠の四条件が揃いやすいのです。これらの生活の節目をうまく乗り越えることができるとその人の成長につながり

ますが，何らかの事情でうまくいかないとピンチに陥りがちです。
　さらに，10代から20代にかけては，
　A）「進路の決定，受験，就職」などの大切な出来事が山積
　B）「容姿，性格，成績」などをめぐるコンプレックスが出現
　C）恋愛や性に関する悩みも発生
　D）自己責任が増す一方で，経験不足もあり「誤算，挫折，失敗によるショック」が生じがち
　E）一人暮しを始める人が多い
などの事情があり，人間の生涯全体をとおしてみても，最も不安，孤立，過労，不眠の四条件が揃いやすい時期の一つです。
　なお「生活の節目のストレス」とは関係なく，幻聴や妄想が生じてしまう場合があります。それは，薬物乱用（特に，麻薬や覚醒剤の使用）に伴い起こりやすいのです。こうした薬物の使用は心身の健康を著しく損なうので，決して行うべきではありません。

7）ピンチに陥った時の上手な対応法――逆境の受けとめ方，しのぎ方

　「生活の節目」などで「ピンチに陥っているな」と自覚する時が，一生のうちに（少なくとも）何回かはあるものです。その場合には，心の健康を損わないための注意が必要です。ピンチに陥った際には，不安・孤立・過労・不眠の四条件に対して，次のような点に気をつけて対応してみるとよいかもしれません。
　A）不安
　①まず，不安の原因を整理してみよう。
　「不安の原因が一つだけ」という時もありますが，多くの場合いくつかの原因が重なっています。そして，意外に自分でも，そのすべてをはっきりとはつかんでいないことが多いものです。いくつかある問題を並べて整理し，自分が置かれた状況を把握しなおしてみるだけで，ずいぶんと不安が軽くなることが少なくありません。
　②できそうなことからトライしてみよう。
　「困った時には，まずは簡単そうなところから手をつけてみると良い」というのは，多くの場合に正しいコツです。とりあえず手をつけやすそうな問題に絞って，「うまいやり方はないものか？」「誰かに助けてもらえないか？」など

と思案してみましょう。
　③しばらく放っておく作戦も考えよう。
　これは「問題の一時棚上げ」ですが，「そういう姑息なやり方は，逃げるだけで解決につながらない」と考える人がいるかもしれません。しかし「逃げるが勝ち」という言葉もあるように，一旦問題から距離をとってみることで，うまくいく場合もあります。「上手に逃げているうちに，事態が変化して問題が自然に解決してしまう」とか，「間をおいて余裕を取り戻したら，うまいアプローチ法が浮かんだ」などということが意外にあるものです。「放っておく」作戦，あるいは「逃げる」とか「避ける」方法も考慮の内に入れておかないと，人間は得てして思いつめて余裕を失いがちです。
　B）孤立
　①まずは，身近なところで相談相手を探してみよう。
　→家族や親戚，友人や先輩・後輩，先生など。
　②もしも身近に適当な人が見つからなければ，公的な社会資源の利用も考えてみよう。
　→受験，入学，卒業，就職，家族からの独立，引越，留学などの生活の節目では，生活環境や人間関係に大きな変化が生じて，適当な相談相手が見つかりにくい場合が少なくありません。そうした際には，
　　・学校や職場の保健室，相談室
　　・精神科のある病院や精神科クリニック
　　・保健所や精神保健福祉センター（ともに，無料で精神保健相談を行っています）
などの社会資源を利用すると役に立つことがあります。連絡先がわからない時は，電話帳や電話番号案内（104番）にあたってみましょう。
　③蛇足ながら，相談する際のコツについて一言。相談する際に，ある人との相談がうまくいかなくても，がっかりしてあきらめずに別の相談相手を探してみてください。相性の善し悪し，ということもありますから。
　C）過労
　追い込まれていたり，自分に対する過信がある時，あるいは生真面目すぎる人の場合などでは，長期にわたって無理を重ねて「過労」状態を続けてしまい，健康を損ねることがあります。疲れがたまったら，「断れるものは断り，後回しにできるものは後回しにする」「なるべく無理を避ける」「疲れていることを

周囲の人に伝えて理解してもらう」「チャンスをみつけて休養をとったり，さぼったりする」「生活にメリハリをつけ，気分転換を図る」ように心掛けてみましょう。

D）睡眠の問題——不眠，寝不足，不規則な睡眠

人間誰しも，自分に必要な睡眠時間を知り，なるべくその睡眠時間を確保することが大切です。不眠は心と体の健康の大敵です。

体質的に，睡眠時間が少なくてすむ人（短時間睡眠者：たとえば，4～5時間寝れば十分な人。ナポレオンが短時間睡眠者だったらしいことは有名ですね）と，長時間寝なくては調子が悪くなる人（長時間睡眠者：たとえば，10時間の睡眠が望ましい人）がいます。重ねて述べますが，自分にとって適切な睡眠時間を知りそれを確保することが，心身の健康を守るためにとても重要です。また，近年は生活のリズムが不規則になる機会が以前よりも多くなっていますが（たとえば，深夜まで起きて昼頃目をさますライフスタイルをとる場合や，シフト勤務で深夜労働が多い場合），そのようなリズムの変更が比較的楽にできる人と，できにくい人がいます。体質的にリズムの変更をしにくい人が無理を重ねて変則的な生活を続けていると，健康を損なうことがあります。

「寝ている時間」は決して「無駄に過ごしている時間」や「怠けて浪費している時間」ではなく，「体と脳の機能の回復に必要な大切な時間である」ということをぜひ理解して下さい。「自分にとって必要な睡眠時間を強引に削ったり，無理に変則的な生活を送り，『根性』や『気力』でカバーして頑張る」やり方は，心身の健康をむしばむ危険を伴いますし，長い目で見ると結局は能率も上がりにくいものです。

もしも，何日か続けて眠れずに疲れがたまったり，かえって頭が冴えわたってくるように感じられることがあれば，専門家（病院やクリニックの医師，保健所や精神保健福祉センターの相談員など）への相談を考えてみて下さい。

8）ピンチに陥らないために役立つこと——「転ばぬ先の杖」になりうる事柄

身につけておくと，ピンチに陥らないために役立ち，心の健康を守り育てることにつながりやすい特性として，

・挨拶ができる。
・人の話をきちんと聞ける。
・乱暴な言動をなるべく避ける。

・ルールや約束を守る。
・不潔にならない程度に，身だしなみに気をつける。
などの，基本的な生活習慣（社会生活を送る上でのエチケット）があります。

　こうした基本的な生活習慣が身についていれば，周囲の人との関係をスムーズに育てやすくなります。逆に，身についていないと，周囲の人との摩擦やトラブルが多くなり消耗の原因になります。そして，心の健康にマイナスになる『不安，孤立，過労，不眠』が生じてしまいがちです。

　これらの基本的な生活習慣に加えて，
　①「好きなこと」や「心を開ける人」をなるべくたくさん作る。
　②表現力をつける。
　③人間関係のコツを覚える。
　④自信をつける。
　⑤柔軟性を養う。
なども，心の健康の育成に役立ちます。以下，各々について具体的にみていきましょう。

　①「好きなこと」や「心を開ける人」をなるべくたくさん作る
　好きになり打ち込めるものをふやせると，心の健康を守り育てるのによい影響があります。好きになる対象は，スポーツ，ゲーム，パソコン，語学，文学，映画，絵画，マンガ，音楽，演劇，旅行，編み物，料理，何かのコレクション，など何でもかまいません。これらを自分でやれれば素晴らしいのはもちろんですが，「観客の立場」で楽しむのも十分に素敵なことです。

　心を開ける人を作るのも大切です。家族のほかに，友人や先生，先輩・後輩，趣味やサークルの仲間，幼なじみや近所の人などで心を開ける人がみつかるといいですね。異性の友人もできるとよいのは，言うまでもないでしょう。また，文通相手や電子メールの仲間が心の支えになってくれる場合もあります。

　もしも，身のまわりに適当な候補がみつからなければ，「直接会えないが大好きな人がいる」という形でもいいのです。現在活躍している芸能人，作家や芸術家，漫画家，スポーツ選手，学者などの中にみつかることもあれば，歴史上の人物（たとえば，坂本竜馬やジョン・レノン）やフィクションに出てくる人物（たとえば，マンガや小説や映画の主人公）の場合もあるでしょう。（時には，動物や自然〈たとえば，犬や猫，月や山〉が人間以上に心を開ける対象となることもあるでしょうね。）

②表現力をつける

言葉（話し言葉，書き言葉）で，自分の気持や考えを表現できるようにしていく練習も大切です。電話や手紙のマナーも少しずつ身につけましょう。

「言葉の表現はどうも苦手」という人は，絵画，マンガ，造形，音楽，スポーツ，ダンス，ゲーム，料理，生け花，アートフラワーなど，その人に合ったジャンルの活動を通じて自分を表現できるといいですね。

③人間関係のコツを覚える

周囲の人と気楽に会話したり，つきあうのも大切です。人それぞれ気質が違いますから，自分に合った無理のないやり方で練習して，自分の個性にフィットした方法を身につけて下さい。

「異性」や「先輩・後輩」とのつき合い方や礼儀作法も，少しずつ身につけられるといいですね。

また，人間関係には行き違いや摩擦がつきものですから，そうした際の「しのぎ方」「乗り越え方」を身につけるのも大切です。一般的に言えば，トラブルが生じた時ほど「短気は損気」という格言を思い出すとよいようです。あわてずに，ゆとりを保ちながら相手と接して，関係を修復できるチャンスを待つとうまくいく場合があります。もっとも，きちんと対立した方がよい時もあり，兼ね合いが難しいところですね。

ある精神科医は「ケンカ上手になるためのケンカのルール[9]」として，次のことをあげています。

（1）手を出さないのはもちろんのこと，本当に相手を傷つける禁句は言わない。（2）ケンカを始めた時に，すでにやめる潮時をはかっておく。（3）人に何かいやなことを言われたら，5分まで言い返す。（6分以上はやりすぎ。）（4）ケンカが終わったら，あとはケロリとしている。

いかがですか。参考にしてみて下さいね。（カッとなるとなかなかこうはうまくいかないのはもちろんですが，頭の片隅にでも残っていると少しは違うかもしれませんよ。）

④自信をつける

ここまでみてきたように，「好きなこと」を作り，「表現力」をつけ，「人間関係」が育ってくると，少しずつ「自信」がついてきます。

自分に自信を持てないと，いろいろな場面で必要以上に深刻に傷ついてしまい，いつまでもくよくよ気に病んだり，萎縮したりしがちです。時には，深く

傷ついたあまり乱暴な形で「反撃」に出てしまい，後々の人間関係にひびが入ったり自分を責めることもあります。このように，自信がないために「必要以上に傷つく」「くよくよ気に病む」「萎縮する」「人間関係にひびが入る」などの事態が生じて，さらにこのことからいっそう自信をなくしてしまう，という悪循環に陥る場合があります。自信を持てないと，心の健康を守り育てるのにさまざまな悪影響が出ることがあるわけです。

人間誰しも自分の欠点が目につきやすいものですが，「欠点は長所と表裏一体」であり，欠点ばかりにこだわっていると「角をためて牛を殺す」事態に陥りかねないことも覚えておきましょう。自分の欠点を自覚して少しずつ直していく努力が大切であることは言うまでもありませんが，欠点も含めたありのままの自分と折り合いを付ける「開き直りの態度」を身につけるのも大切です。（欠点も含めた自分自身と折り合いをつけないですむ人なんて，世の中にいませんよ。）

⑤柔軟性を養う

心の健康を考える際のキーワードの一つに，「柔軟性」があります。たとえば，自分が直面しているテーマを多角的にとらえて臨機応変に対応できる柔軟性，自己主張と妥協をおりまぜられる柔軟性，トラブルが生じても気分転換を組み入れながら余裕やゆとりを失わずに対処できる柔軟性，などがあげられます。

「勘ぐり」の項目でも触れましたように，柔軟性が極端に欠如して極度の視野狭窄に陥ってしまった状態での病的な体験が「妄想」です。柔軟性が足りないと心の健康もピンチになりがち，といえましょう。

9）心の病が出てきた時の対処法と精神科の治療の説明──利用できる社会資源の紹介

心の病が現れる際には，幻聴や妄想が出現する前に別の「前触れの体験」がみられる場合があります。具体的には，「自分一人でいるのに，何となく他人から見られる感じがする」「考えや記憶が，どんどん勝手に浮かんできて止まらない」「周囲の音や物がいちいち気になり集中できない」などの体験が前触れになることがあります。

また，何日か不眠が続いて疲れがたまっているのに，かえって頭がますます冴えわたってくるように感じられる場合も要注意です。このような際に，さら

に「頭の働きがいそがしくなる」「頭の中がさわがしくなる」ような状態がみられたら特に注意が必要であり，長びくようならば相談するのをお勧めします。（ただし，こうした体験がすべて統合失調症の始まりを示すわけではないので，過度の心配は無用です。）

　もしも，幻聴や妄想が出現したら，早めに病気の症状である可能性を自覚して周囲の人や専門家に相談するとよいのです。早めに治療を開始できると「一過性のノイローゼ状態」ですんでしまい，統合失調症に移行しないで良好な経過を示す場合が少なくありません。

　相談相手には，身近な「家族や親戚」「友人」「学校の先生」「職場の上司や同僚」などの他に，心の病の専門家がいる「精神科や神経科がある病院・クリニック」「学校や職場の相談室」「精神保健福祉センター（各都道府県にあります）」「保健所」「いのちの電話」などの社会資源がある，と覚えておいて下さい。

　精神科の治療の2つの柱は，①面接と，②薬（精神安定剤）の投与です。「面接」（＝カウンセリング）では，ご本人が抱えている問題を専門家が一緒に見つめ直して整理し，乗り越えるための方法について話し合ったり，回復のために有用な情報を提供したりします。時には，周囲の人（家族，学校・会社などの人）との関係を調整するために，合同面接を行う場合もあります。また「薬」（＝精神安定剤）には，ご本人の回復を援助する働きがあり，その人に合った薬がみつかると「心の病」を直すためにとても役に立ちます。

文　献

1) 原田誠一, 岡崎祐士：精神分裂病の予防の現状と課題——分裂病ハイリスク児を対象とする臨床経験から. 最新精神医学 3: 47-53, 1998.
2) 原田誠一, 佐々木司, 増井寛治, 他：精神分裂病の病前の特徴と発症予防（1次・2次）の検討. 分裂病予防のための心理教育用のパンフレットの使用経験と授乳に関する予備調査. 厚生省精神・神経疾患研究委託費「精神分裂病の病態と治療・リハビリテーションに関する研究」（主任研究者：内村英幸）平成9年度研究報告書, 1998.
3) 岡崎祐士, 原田誠一, 福田正人, 他：分裂病患者を片親にもつ子供の15年転帰. 厚生省精神・神経疾患研究委託費「精神分裂病の病態解析に関する臨床的研究」（主任研究者：内村英幸）総括報告書, pp149-154, 1995.
4) 岡崎祐士：精神分裂病の発症予防——高危険者研究から. 精神科治療学 10: 361-369, 1995.
5) 岡崎祐士：精神分裂病ハイリスク児. 精神医学 39: 346-362, 1997.
6) 岡崎祐士：精神分裂病の高危険児研究の概観と発症予防の実践への示唆. 日社精医誌

5: 228-237, 1997.
7) 岡崎祐士：ハイリスク研究と双生児研究の示唆．精神科治療学 12: 609-616, 1997.
8) 岡崎祐士：精神分裂病の予防対策は可能か．脳と精神の医学 8: 151-162, 1997.
9) 安永浩：分裂病の精神療法一般の問題．1990．（安永浩著作集4 症状論と精神療法．金剛出版，1992．）

第 10 章

遺伝の問題をどう考えるか

1. 遺伝の問題を考える際に役立つデータ

「統合失調症の発症には，遺伝的な因子が関わっているのだろうか？　関わっているとすれば，どの程度関わっているのであろうか？」というテーマはとても大切で切実な問題ですので，従来からいろいろな方法で研究されてきました。現在までに行われてきた主な研究方法をあげると，次のようになります。

- 患者さんのご家族，ご親族を対象にした調査研究（家系研究）
- 一卵性双生児（＝遺伝子がまったく同じふたご）と二卵性双生児（＝平均半分の遺伝子が同じふたご）の方を対象にした調査研究（双生児研究）
- 患者さんのお子さんのうち，①実のご両親に育てられた方と，②生後すぐ養子になった方を比較する研究（養子研究）
- 遺伝子の産物（＝たとえば，血液型）や遺伝子そのもの（＝ DNA）と病気との関連を調べる研究（患者群と正常対照群の比較→相関研究，ご本人を含めたご家族の研究→連鎖研究）

このうち家系研究の結果としては，ゴッテスマンらがまとめたデータ（表1）がよく知られています。表からわかるように，患者さんのお子さんが発症する可能性は約10％で，一般の人の場合（1.5％）より高い値となっています。

一方，双生児の2人とも発症する割合を調べた研究（双生児研究）結果では，遺伝子がまったく同じと考えられる一卵性双生児では30％程度の一致率なのに対して（筆者の1人である岡崎らのデータでは39％），二卵性双生児では10％程度（岡崎のデータでは7％）となっています。また，統合失調症の患

表1　ヒトが一生の間に統合失調症にかかる可能性（ゴッテスマンとシールドのデータによる）

・一般の人のリスク	1.5 %
親が統合失調症の子どものリスク	
片親のみ統合失調症	12.8 %
両親とも統合失調症	46.3 %(*)
・患者の兄弟・姉妹のリスク	
実の兄弟・姉妹	9.6 %
異母兄弟・姉妹	4.2 %
・患者のおい・めいのリスク	3.0 %
・患者の孫のリスク	3.7 %

（*）「両親とも統合失調症患者である子どもの発症リスク」に関しては，より低い値（3割弱）を報告している研究グループもあります。

者さんが生後すぐに養子に出た場合の発症率もおよそ10％で，一般の人より高い値です（養子研究）。

以上のデータから，「統合失調症の発症には，ある程度遺伝的な因子が関わっているであろう。しかし，遺伝だけで発症の有無が決まる遺伝病には当てはまらない」と考えられています。遺伝だけで発症が決まるわけではないことは，たとえば「遺伝子がまったく同じと考えられる一卵性双生児でも発症の一致率は30％程度に過ぎず，残りの70％は一致しない」ことにも示されています。また，「統合失調症患者の中で，ご家族・ご親族に同じ病気が認められる方は約3分の1に過ぎず，残りの3分の2では病気の人がいない」とわかっており，この知見も遺伝因子を高く評価しすぎることをいましめる内容と思われます。

以上の結果などをもとに，「遺伝的な因子と環境因子の双方が関与して発症に至る」という「素因（脆弱性）・ストレスモデル」が提唱され支持されている事情は，あるいは読者の皆さまもご存知かもしれません。ちなみに，現在多くの研究者が可能性を認めている環境因子には，次のものがあります。

・妊娠中の母体がインフルエンザにかかったり，栄養状態が極度に悪いという条件
・冬に出産する条件
・出産の時のトラブルで，赤ちゃんが低酸素状態にさらされる条件

このことから，お子さんの発症リスクを減らすためには「お母さんが妊娠〜出産〜育児に際して心身とも安定した良い状態で過ごせよう，ご家族・医療

表2　ハイリスク児研究の主な結果

・約1割強の対象者が統合失調症を発症
・発症する個体で多く認められる特徴
　　配偶者に統合失調症の遺伝負因が認められる
　　胎生期から周産期にかけてのできごと
　　　感染、出生時低酸素状態　など
　　乳幼児期の養育上の問題
　　小児期の独特な性格・行動特徴
　　各種検査での異常所見
　　発症前のストレス因となるライフイベント
・現状では発症予防（1次予防）の実現は困難だが，早期発見・早期治療を実現できると（2次予防），経過は比較的良好と期待しうる可能性

関係者などが力を合わせて応援することが大切」と考えることができるかもしれません。

2．統合失調症の患者さんのお子さんの追跡研究（ハイリスク児研究）の主な結果

　病気の研究を進める方法の一つに，患者さんのお子さんを対象とした追跡研究（ハイリスク児研究）があります。ハイリスク児研究の目的は，次の3項目にまとめることができます。

　目的1：発症前後のデータを比較することによって，病気の原因などを詳しく調べることができます。
　目的2：ハイリスク者を対象とする予防活動を行うことができます。
　目的3：以上を通して，病気の治療・予防の研究をすすめることができます。

　他の病気の場合と同じように，統合失調症でもハイリスク児研究が行われています。現在世界の6グループが追跡調査中であり，筆者らも小規模な研究を行っています。現在までに明らかになっているハイリスク児研究の主な結果を，表2に示しました。

表からわかるように，残念ながら患者さんのお子さんのおよそ1割で発症が認められています。これは前節で紹介した家系研究のデータとほぼ同じ値であり，ハイリスク児研究の目的の一つである「発症予防」（1次予防）の実現が現状ではなかなか難しいことを示しています。一方，「発症後，早期発見して早く治療を開始できると，よい経過が期待できる可能性」（2次予防）も示唆されています。これは，最近注目されている「発症後，受診に至るまでの期間（精神病未治療期間 DUP：Duration of Untreated Psychosis）とその後の経過の関連を調べる研究」の結果と一致する所見であり，注目に値すると思われます。

筆者らが関わってきた方の中で，早期発見・早期治療（2次予防）を実現して，現在までのところよい経過をたどっている2名のプロフィールをご紹介しましょう。

1）不登校の後に発症した女性

この方は，大学に入学した際にトラウマになる出来事があり，その後不登校となり自宅にひきこもりがちになりました。その時点で親御さんから筆者らに連絡があり，親御さんを通して受診をおすすめしましたが，ご本人が拒否したため実現しませんでした。ひきこもりがちになって約3カ月後に，幻覚妄想状態となり発症しました。

発症後約1週間で親御さんが異状に気づき，翌日筆者らの外来を受診。早速外来治療を開始したところ，約1カ月で寛解状態になりました。デイケア通所後復学し，無事大学を卒業。現在もお元気で，アルバイトをこなしておられます。

2）大学受験のストレスがかかった際に発症した女性

この方は高校3年の時に，大学受験のプレッシャーにご家庭の諸事情も加わって強いストレスを体験しました。何日か眠れぬ夜が続いた後に，幻覚体験が出現。すぐに親御さんが気づいて，筆者の外来を受診して治療を開始。約2週間で病的体験がとれ，その後の経過は良好。大学を無事卒業して，現在 OL としてご活躍中です。

3. 統合失調症の予防の試み

　従来，統合失調症を初めとする精神障害の分野では，「予防」の問題は十分取り上げられてきませんでした。統合失調症の予防が十分注目され実践されてこなかった背景には，表3に示した内容があるのではないかと考えられます。

　しかし近年大きな変化が生じており，精神障害の予防に注目が集まり始めています。1996年に，琉球大学精神科の小椋力教授らの呼びかけで日本精神障害予防研究会が発足し，2001年には第1回日本国際精神障害予防会議が開かれました。この会議には国の内外から500名近い参加者が集まり，ホットな議論が交わされました。

　筆者らも，ハイリスク児研究の経験などを通して統合失調症の予防の問題に取り組んできました。筆者らは統合失調症の1次予防（発症自体の予防）・2次予防（早期発見・早期治療による良好な経過の実現）の実現のためには3つのポイントがあると考えています。1つ目のポイントは，病前特徴（病気になる前の性格・行動の特徴）への働きかけ，2つ目のポイントは，ライフイベント（生活上のできごと）に関する心理教育，3つ目のポイントは，早期発見・早期治療（2次予防）の実現に役立つ可能性のある情報提供です（詳しくは，第8章「統合失調症の早期発見・発症予防の可能性」〔119頁〜〕，本書第9章「統合失調症に関する疾患教育プログラム」〔131頁〜〕参照）。

表3　統合失調症の予防が注目されていなかった理由

1）疾病研究の進展が不十分
　→危険因子，防御因子（＝発症を防ぐのに役立つ因子）が明らかになっていない
2）悲観的な疾病観
　→「進行性の病気で予後不良」「予防は無理」という先入観があった
3）関係者の協力体制が未確立
　→精神科医，コメディカルスタッフ，疫学担当者などの協力が不十分であった
4）以上の事情が重なり，健康保健の分野で「統合失調症の予防」の重要性が十分認識されていなかった

おわりに

　本章では，統合失調症の遺伝に関連する基礎的なデータを紹介し，統合失調症の予防をめぐるトピックスの一部を紹介させていただきました。読者の皆さまがこのテーマを考える際に，少しでも参考になる点があれば幸いです。

文　献

1) Torrey EF : Surviving Schizophrenia ; A Manual for Families, Consumers and Providers (Third Edition). Quill, 1994.（南光進一郎，武井教使，中井和代監訳：分裂病がわかる本．日本評論社，1997.）
2) Torrey EF, Bowler AE, Taylor EH, Gottesman II : Schizophrenia and Manic-Depressive Disorder. Basic Books, 1994.（岡崎祐士監訳：ふたごが語る精神病のルーツ．紀伊国屋書店，1998.）
3) 岡崎祐士，米田博（編）：臨床精神医学講座 S 11　精神疾患と遺伝．中山書店，2000.
4) 小椋力編：精神障害の予防をめぐる最近の進歩．星和書店，2002.

［付］家族の心理教育における日本版バーチャルハルシネーション（VH）の活用

はじめに

　家族の心理教育を行う際の重要なポイントの一つは，統合失調症の代表的な精神病理体験である幻覚妄想症状が当事者にとっていかにつらく過酷な経験であり，強い混乱と深い苦悩をもたらすものであるかを実感をもって理解してもらうことであろう。家族が当事者の主観的な体験を十分理解できないまま接していると，当事者と家族のディスコミュニケーション・対立が深まってしまい，当事者・家族双方にとって好ましくない結果（例：高 EE に伴う再発）をもたらす一因になる可能性が否定できない。

　しかるに，家族に幻覚妄想体験の実態を正しく伝える方法論の確立はそう容易ではない。その実現のための心理教育的介入内容は，以下の条件を満たす必要があると思われる。

　①患者の主観的体験に近い内容が正しく表現されており，家族が精神病理症状を追体験できるよう工夫されている。
　②家族が十分理解可能な内容である。
　③家族が興味を抱ける内容となっている。
　④家族の不安・恐怖心を過度にあおらないための配慮がなされている。

　筆者が開発に参加した日本版バーチャルハルシネーション（VH）[1]は，上記の条件をクリアーするためにアメリカ版 VH を改良したものである。幻覚妄想症状を疑似体験できる日本版 VH は，心理教育のツールの一つとして有効利用できる可能性があると思われる。本章では日本版 VH の内容を紹介して，心理教育での利用法について述べる。

1．日本版バーチャルハルシネーション（VH）制作のいきさつ

　1990 年代後半に，統合失調症でみられる幻覚妄想症状を疑似体験できるバーチャ

ル・ハルシネーション（VH）が
アメリカで開発され，精神科ス
タッフの教育や家族の心理教育
などの目的で利用されてきた。
VHはセンサー内臓のフェイスマ
ウントディスプレイを装着し，
コンピューターグラフィックス
とステレオ音声によって幻覚症
状を疑似体験できるものである。
アメリカ版VHは2001年5月に
わが国に導入され，現在まで延

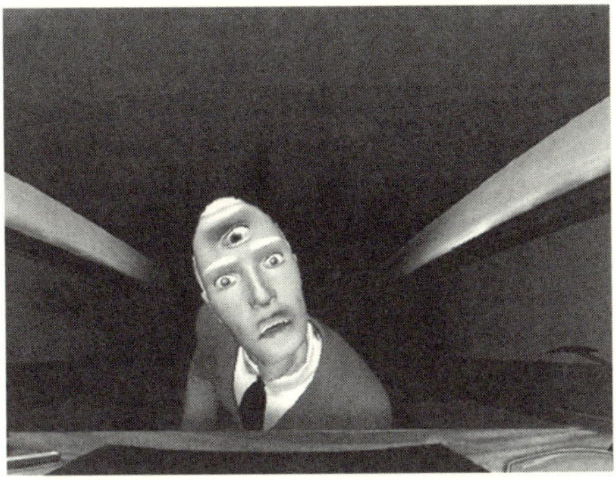

図1　アメリカ版VHの一場面

べ4万人以上が体験するなど広く利用されてきた。しかし，アメリカ版VHの内容に関していくつかの問題点が指摘され，2003年春に製薬会社（ヤンセンファーマ株式会社）と全国精神障害者家族会連合会（全家連）が日本版VHの制作を企画した。そして，筆者が精神医学面の監修を担当して制作が始まり，同年末に日本版VHが完成した。現在，日本版VHはさまざまな場面で活用されている。

2．日本版VHの内容と特徴

　従来用いられてきたアメリカ版VHの内容に関して，次のような問題点が指摘されていた。

1) アメリカ版VHでは視覚面の異常体験（幻視，錯視）が強調されて表現されており（例：目の前の医師の顔が変形して3つ目の形相に変わる；図1），利用者に統合失調症の急性期の体験世界が偏った形で伝わる可能性がある。
2) VHの設定場面が精神科の診察室となっており，統合失調症の当事者が日常生活の中で体験している混乱や苦労が伝わりにくい憾みがある。
3) VHの解説パンフレットが用意されておらず，利用者が約4分間のVH体験のみに基づいて直感的・一面的な統合失調症観を抱く可能性がある。
4) VHを一人ずつ体験するようになっているため，多数者が同時に用いて心理教育用の教材とする利用法をとりにくい。

　日本版VHは，以上のアメリカ版VHに見られた問題点に留意して制作した（表1）。まず日本版VHの設定場面を喫茶店として，VHの中でさまざまな幻聴妄想症状や自我障害を体験できるよう工夫した。日本版VHの冒頭場面で主人公（体験者）が喫

表1 日本版VHの特徴

(1) 表現する「症状」の工夫
　出現頻度が高く、当事者を苦しめる幻聴をメインに扱う
　幻聴のさまざまなパターン・悪影響が体験可能
(2) 「場面設定」の工夫
　場面設定を喫茶店とし、日常生活の苦労・混乱を表現
(3) 解説パンフレットの用意
　パンフレットを用意し、統合失調症の正しい情報を伝達
(4) 同時に多数者が利用できるバージョンを作成
　心理教育のツールにできるCD-ROM版を制作

茶店に入ると、喫茶店のマスターと先客の話し声と一緒に主人公のことを噂する内容の幻聴が聞こえはじめる。その後、幻聴同士が会話する声が聞こえたり、幻聴を発している主と主人公が会話する対話性の幻聴が出てくる。さらに、幻聴で「悪口や脅し」「命令」「行動や考えへのコメント」などのさまざまな内容が聞こえてくる。次第に、幻聴によって被毒妄想や個人情報漏洩体験が生じて主人公の不安が高まって集中困難になり、ついには幻聴を発している未知の相手に怒鳴りつける場面で終了となる。以上の日本版VHの所要時間は約4分である。

日本版VHでは、統合失調症に関する正しい情報を利用者に伝えるための解説パンフレット[2]を作成した（本書付録）。パンフレットの中で、日本版VHで体験できる幻聴のタイプや悪影響について解説している。また、同時に多数の者が利用して心理教育の教材にできるCD-ROM版も制作した。日本版VHのさまざまな活用目的を表2に示す。

3. 心理教育における日本版VHの利用法

心理教育で日本版VHを利用する際には、以下の手順を踏むことが望ましい。

［ステップ1］統合失調症の症状を追体験する難しさと必要性の説明

統合失調症の代表的な精神病理体験である幻覚妄想症状が非日常的で疾患特異的なものであるため、家族・精神科スタッフ・一般者を問わず追体験することが困難であり、そのことがさまざまな問題を生んでいる可能性があることを説明する（例：当事者と家族・スタッフのディスコミュニケーションや困惑、統合失調症にまつわるスティグマの発生・維持、統合失調症を発症してから受診に至るまでの未治療期間が約1年と非常に長い）。

［ステップ2］日本版VHの特徴の説明

統合失調症の主観体験世界を追体験するためのツールとして日本版 VH があり，今まで用いられてきたアメリカ版を改良したものであることを伝える（例：実際には出現頻度がさほど多くない幻視体験の表現を減らす，多数者で利用できる CD-ROM 版も制作）。また，今回体験するのは CD-ROM 版であるため，リア

表 2　日本版 VH の対象者別利用法

専門職スタッフや専門領域の学生
　当事者の体験・苦労をふまえた治療・援助，学習
家族：家族の心理教育ツールの一つとして利用
　当事者の理解が深まり相互理解をふまえたサポート
　各地の家族会の要請で，家族会が VH の利用を開始
一般者：統合失調症の疾患教育で利用し，以下を目指す
　①統合失調症の正しい理解を通してスティグマ軽減
　②統合失調症の早期発見，早期治療への貢献
　③薬物乱用（覚せい剤など）の歯止めになる可能性
当事者
　心理教育のツールの一つとして利用できる可能性

リティーは VH 本体による体験よりも劣ることを説明する（伝え方の例：「アニメ映画みたいな感じです」）。

［ステップ 3］VH 利用のルールの説明

CD-ROM 版 VH を開始する前に，以下の説明をする。

①VH 体験を希望しない参加者がいれば，その間席をはずすことができる。

②VH 体験中に気分・体調が悪くなるようなことがあれば対応するので，スタッフに声をかけてほしい。

［ステップ 4］VH の実施：PC を用いて上映する（約 4 分）。

［ステップ 5］VH 実施後の感想・質問聴取，パンフレットを用いた解説

VH 実施後に，参加者の感想や質問を聞き適宜回答する。さらに解説パンフレットを用いて「症状の種類，バリエーション」「症状がもたらすさまざまな悪影響」などについて追加説明をして，参加者の正しい理解を促す。

文　献

1）原田誠一：幻覚妄想症状を疑似体験できるバーチャルハルシネーション（VH）の制作―心理教育や予防に役立つ統合失調症の精神病理・啓蒙用ツールの試み．精神神経学雑誌，108(4)：351-357, 2006.
2）原田誠一：日本版バーチャルハルシネーションについて――統合失調症の疑似体験．キタメディア，2004.

日本版VH　オリジナル脚本（実際のVHの内容とは一部異なっています）

ビジュアル	現実の声	幻聴の声	BGME	TIME
画面一瞬のホワイトアウト	ガイダンス：「コントローラーのスイッチをオンにします」（無機的な声）	幻聴1：「ホントニミタイナ？」 幻聴1：「ホントニミタイナ？」 幻聴1：「ミタイラシイネ」 「……コワイケセニ」	電気的なノイズ	
	ガイダンス：「コントローラーのスイッチをオンにします」（無機的な声）	幻聴1：「スイッチヲカラナイン？」 幻聴1：「ゲスケスシナイデヨ！」	電気的なノイズ	
	ガイダンス：「コントローラーのスイッチをオンにします」（無機的な声）	幻聴1：「ハヤク，ハヤク！スイッチ!!」	電気的なノイズ	
CGの喫茶店、カラー舞台，F.I.　実写のコメンテーター，IN（合成）	コメンテーター：「今、幻聴の世界をほんの少し体験していただきましたが、いかがでしたか？ このような幻聴があなたの日常に入り込んでくるとしたら……」			35"/35"
コメンテーターが語りだすと、背景の喫茶店が不安のイメージを表してゆく。時計の針のおかしな動き、不思議な色彩を帯びる空気、に荒廃し、風化してゆく店内。				

付　家族の心理教育における日本版バーチャルハルシネーション（VH）の活用　157

115″/115″

幻聴1：「サァ！　ハヤク、コッチヘコイヨ！」

「実際に統合失調症の症状として現れる幻聴は、もっと複雑で、多様なものです。ここでは、症例として多く見られるパターンのいくつかをご理解いただく為に、あなたにちょっとの間だけ、別の人間になっていただきます」

例えば、それは、あなたにとっての現実が、常に、あなたを脅かし、騙し、追い詰めるものになっていくことになるのです。その恐怖、不安は、どんなものでしょうか？」

「あなたは、ごく一般的な独身男性です。都内のマンションに独り暮らし。数日前に勤務先を解雇されています。

そして、なにごともなかったように、無機質な表情に立ち戻る店内……。

コメンテーター　F.O.
喫茶店カラ舞台

ビジュアル	メインA	幻聴	BGME	TIME
喫茶店の中に登場人物が現れる。客のまばらな喫茶店。外は、雨。	常連客オフ：「野球も最近、おもしろくないよなぁ……」 マスターオフ：「そうですよねぇ、なんか、つまんなくなっちゃったよねぇ」		雨の音 F.I. 常連客とマスターの会話	
1人の常連客とマスターが話しているが、一瞬、沈黙して、体験者の方を見る。	体験者想定：「……」（仮だようなため息。）			
体験者の視点、メニューの上に止まる。	マスターオフ：「それにしてもさぁー、よく〈降るね〉」 常連客オフ：「あぁ、やな天気だねぇ」 マスターオフ：「こんな日は、店、暇でさぁ、やんなっちゃうよー」	常連客幻聴：「居場所がないから、そこに座ってるんだよ」 マスター幻聴：「会社、クビになったからね」		
BG。再び話し始めるマスターと常連客。	常連客オフ：「やっぱり、違うの？天気とかって」	常連客幻聴：「自分で辞めた、なんてウソばっかり」		
体験者の視点、マスターの方へ動く。マスターと常連客の会話。BGとして、マスターと常連客の会話。	マスターオフ：「うーん、やっぱりねー」 常連客オフ：「ふーん。じゃあ、天気のいい日が繁盛するの？」 マスターオフ：「やぁー、それはそれでねぇ。あんまり良くても暇なんだよねー」 常連客オフ：「ふーん」（BGとして）	マスター幻聴：「部長に呼ばれてさぁ、言われたんだよ」 常連客幻聴：「君、ちょっとおかしいて」 二人幻聴：「……〈ぐつぐつ〈……」		

付　家族の心理教育における日本版バーチャルハルシネーション（VH）の活用　159

マスターと常連客の現実の会話にのって、幻聴の会話が聞こえる。			常連客とマスターの会話
幻聴が始まるように、店内の光量が落ちる。幻聴に絡むマスターと常連客の存在が際立って見える。			常連客幻聴：「ゆうべさ、長電話してたよねぇ」 マスター幻聴：「相手も迷惑そうだったよねぇ」 常連客幻聴：「電話でもさ、ウソついてたねぇ」 マスター幻聴：「そうそう。会社、引き止められたとか、ウソついてた」 常連客幻聴：「そんな訳ないじゃんなぁ」
	体験者想定オフ：「……俺のこと？」 体験者想定オフ：「どうして知られてるんだ？」	常連客オフ：「ウチもさぁ、景気悪るくて、もう」 マスターオフ：「えー、そんなことないでしょうが」 常連客オフ：「いや、ホントホント」 マスターオフ：「またまた」 常連客オフ：「いろいろあるのよ、これがまた」 マスターオフ：「へー」 常連客オフ：「ま、しょうがないよ。生きてくってことはさ……」 マスターオフ：「まぁねぇ、そうねぇ」 常連客オフ：「いろいろあるってことなのよ」 マスターオフ：「なんかねぇ、そういうもんだよねぇ」(BGとして)	
マスターと常連客の現実の会話にのって、幻聴の会話が聞こえる。			

160

ビジュアル	メインA	幻聴	BGME	TIME
				1'30"/3'20"
マスター、突然に迫ってきたような驚き、錯視的な映像表現。マスターがやや巨大に、表情も異様に見える。(幻視)	体験者想定オフ：「電話が、開かれてる……？」 体験者想定オフ：「盗聴？」(乱れる呼吸) マスター：「お決まりですか？」			
マスター、普通に戻って……。 店内も光を取り戻す。	体験者想定：「……？!」 マスター：「何になさいますか？」			
マスター、カウンター目の前にある、メニューを示す。	マスター：「こちらが、メニューになっておりますが……」	幻聴1：「注文するの？」		
再び、揺さ曇るように光を落とす店内。マスターと常連客の存在も、陰った空気の向こうにある。		幻聴1：「危ないぞ！ この店！」		
メニューの文字、一瞬にして暗号のように錯綜し、腐食するように崩れてゆく。				
幻聴に絡む幻視、その部分だけが際立つ光。				

付　家族の心理教育における日本版バーチャルハルシネーション（VH）の活用　161

蝿の羽音。耳もとで。	幻聴1：「蝿だ！」 　　　「病気になるぞ！」 幻聴1：「喉が渇いてるんだろ」 　　　「コップの水、飲むかい？」 幻聴1：「飲むの？」 幻聴1：「よくみろよ!!」 幻聴1：「ほーら、なんかいるんじゃないか？」 幻聴2：「あんなこと言ってるよ」 幻聴3：「弱虫」 幻聴1：「ダメなヤツ」	体験者想定オフ：「……！」（ハッと、息をのむ） 常連客オフ：「そう言えば、このあいだのコ、もうやめちゃったの？」 マスターオフ：「ああ、よく解らないってねぇ。来たり来なかったり……なにに考えてんだか知らないけど、返事もロクにしないしね、俺、頭にきちゃってさぁ……。やめるんならやめちまえって言ってやったのよー」 常連客オフ：「ダメだよマスター、今のコは気長に付合わないとー」 マスターオフ：「だってじゃねーて、ホラ、もう、人種がちがうんだからさぁ。人種が」（BGとして）	BGとして、マスターと常連客の会話。 体験者の視点。カウンターの上のコップを見る。コップの底にチラチラと細かい透明なモノが、うごめいているように見える。

ビジュアル	メインA	幻聴	BGME	TIME
視点、羽音の方を見上げると天井の細かい模様が蠅のようにうごめいて見える。	体験者想定オフ：「……放っておいてくれよ……！」		蠅の羽音、急に多くなる感じ。 たくさんの蠅の羽音、天井の方から。	
	体験者想定：「……」（乱れる呼吸）			
	体験者想定オフ：「……うるさいな……」	幻聴1：「注文しないの？ 変だと思われるよ」 幻聴1：「メニューを見なよ」 幻聴1：「コーヒーか？」 幻聴1：「眠れないな」		
	体験者想定オフ：「……あぁ、うるさい……！」	幻聴2：「あんなこと言ってる」 幻聴3：「怒ったね」 幻聴1：「注文する？」 幻聴1：「やめといたら？」 幻聴1：「誰でも入れられるかもしれないし」 「危ないぞ！」		
	体験者想定：「黙れ!!」	幻聴1：「怒った、怒った」 「キレるぞコイツ」		

付　家族の心理教育における日本版バーチャルハルシネーション（VH）の活用　163

		55"/4'15"
遠くから、雨の音が戻ってくる。 雨の音。		
	コメンテーター：「常に、自分の行動を先回りして、まとわりついてくる幻聴や、自分しか知らないはずのプライバシーが、他人に知られているかのような症状で、これらは、非常に一般的な症状で、多くの患者を悩ませているものです。体験していただいたのは、症状のごく、一部ですが、外からでは、見えない症状への理解を深めていただけたのではないでしょうか。統合失調症は、誰でもかかりうる病気です。大切なのは、一人一人がこの病気を正しく理解し、患者を助けてゆける社会を作ってゆくことなのです」 暗転 （タイトル）VHJ ver.2	
耳鳴りを伴うような圧迫感のある沈黙。現実の光を取り戻す店内、白く冷ややかな空気感が、満ちる。 周囲の客とマスターが、驚愕・呆然・警戒の表情で、体験者を見つめている。 CGの喫茶店、F.O.して、コメンテーター、IN。 雨の音、F.O.して、コメンテーター、カラ舞台へ。		55"/5'10"

事項・人名索引

[あ]

ICU 症候群　30
悪循環　14, 33, 42, 65, 72, 80, 137
あせり　92, 105
当てつけ　64, 136
アメリカ版 VH　153
アリエッティ　33, 34, 40, 43, 73, 96, 97
アルコール幻覚症　74
1 次予防　119, 149, 150
1 次・2 次予防実現のための 3 つのポイント　128
一喝で　99
5 つの C　114
いのちの電話　144
EPPIC　122, 123, 124
陰性症状　19
インフォームドコンセント　92
インフルエンザ　147
うつ病　44, 74
裏の放送　63
ABC モデル　17
江熊要三　92, 99, 100
岡崎祐士　46, 126, 146
小椋力　125, 150
押し問答　15
お告げ　17, 134, 136
お馴染み関係　91

[か]

回復力　83, 84
確信の度合の数値化　88
覚醒剤乱用　74
過去の生活体験　38, 44
亀山知道　91

感覚遮断　30, 109, 110
勘ぐり　132, 136
関係づけの態度　96
関係妄想　31, 34, 38, 42
監視　32, 34, 63, 64, 137
患者に通じるふつうの言葉　105
神田橋條治　84, 91, 92, 93, 102, 105
聞き入る態度　40, 96
偽幻覚　109
機能幻聴　15, 38, 61, 61, 85
機能の全体的評定 GAF 尺度　55
拒絶　91, 102
金魚のフン現象　89
キングドン　16, 108
倉知正佳　125
ケンカのルール　142
幻聴（幻声）
　——がもたらす悪影響　16, 64, 72
　——の説明　29, 31, 32, 42, 62
　——の成因の説明　29, 30, 42
　——の素材の説明　29, 30, 42
　——の治療のためのパンフレット　58, 70
　——の治し方の説明　29, 33, 43
　——のルーツ　62, 68, 71, 133
検討段階　29, 34, 35, 43
高 EE　152
考想化声　25, 26, 27, 40
考想察知妄想　31, 34, 36, 38, 42
行動実験　54, 90
コーピング　13, 14, 16, 20, 21, 52, 84, 87, 90
　→対処
心の自由　32
心の病を予防するためのパンフレット　128, 131
心を読まれる　32, 34, 63

個人情報漏洩体験　15, 16, 86, 87, 154
子作り，子育て支援外来　125
ゴッテスマン　146
ことばの処方　95
個別化原理の危機　71
コンプレックス　138

[さ]

再発　24, 44, 116, 152
再発時の早期回復　73
再発準備性　38, 72, 73, 79
催眠術　17, 18, 109
させられ体験　109
錯覚　109
晒し者　32
山岳小説　30
三者の悪循環　32, 42, 65, 71, 80, 137
3種類の思考パターン　28, 40, 41, 71
COPE　123
自我境界　26, 38, 72, 73, 80
自我障害　15, 86, 87, 89
自我親和的　44
思考記録　90, 118
思考吹入　109
思考停止法　73
思考伝播　15, 16, 51, 86, 87, 109
自己啓発型　92, 101
自己能動感　26, 41
自己否定的思考への移行パターン　27, 28, 35
自己評価　27, 28, 47, 89
自生思考　38
自生内言　26
疾患教育の必須9項目　14, 85
支配観念　109
自閉　91, 102, 103
シュヴィング的姿勢　91
出立　71
受動型　99
準備段階　29, 42
情景附加幻聴　41

症状精神病　109
正体不明の声ハンドブック　18, 51
冗談に巻き込む　99
初発症例　17, 18, 49
新海安彦　45, 92, 103
心声未分化　25, 27, 40
人体実験　63
身体被影響体験　47
心理教育　13, 14, 49, 54, 83, 85, 91, 116, 117, 152, 154, 155
スキーマ　19, 38
巣立ち　71
スティグマ　86
生活特徴　92, 98
生活の節目　16, 31, 51, 60, 71, 134
生活臨床　92, 98
　　——の五原則　91, 98
生活類型　92, 98, 99
脆弱性　28, 46, 47, 147
正常類似体験・比較説明法　16, 86, 108
精神発達遅滞　74
精神秒後抑うつ　114, 115
精神病未治療期間（DUP）　119, 120, 122, 149
精神保健福祉センター　139, 140, 144
戦記小説　31
全国精神障害者家族会連合会（全家連）　153
占星術　109
相関研究　146
早期発見・早期治療　119, 125
双生児研究　146
遭難　15, 31, 59, 60, 134
添え木療法　92, 103
側頭葉－前頭葉2段階発症仮説　125
空耳　132, 133, 134

[た]

対処　16, 20, 24, 42, 52, 54, 68, 73, 80, 84, 87, 89, 90, 110 →コーピング
対人緊張　27, 28, 47, 89

多剤併用・大量投与　117
他者能動性　35, 37, 40, 41, 43, 80
他者の起源　40, 80
他者の言動の想像への移行パターン　28, 35
立津政順　40, 71
多面的な思考の一側面への移行パターン　26, 28, 35
短時間睡眠者　140
短縮版　75
断眠　109
茶化す　99
治癒力　83, 84
長時間睡眠者　140
超常現象　109, 134
超能力　32, 63
治療効果の予備的調査　75
治療者の休暇　97
辻悟　45
つつぬけ体験　51, 63, 67, 72, 80, 135, 136
TIPS　123, 124, 125
定則的接近法　45, 46
定着段階　29, 37, 38, 43
適応条件　114
適応対象　44
テレパシー　32, 38, 63, 109, 134, 136
点状の洞察　97
電波　17, 134, 136
統合型地域精神科治療プログラム（OTP）　125
統合失調症の精神療法が従来消極的であった理由　15
統合失調症の認知療法の特徴　87
統合失調症の予防　131
統合失調症の予防が注目されていなかった理由　119, 150
盗聴　32, 34, 63
同調性の幻聴　61, 63
ドーパミン仮説　33
独語　51

[な]

内容の自己所属感　26, 35, 37, 41, 43, 80
中井久夫　84, 92, 105
中沢正夫　100
仲直り法　52, 54, 56
中安信夫　40, 71, 80, 125
謎めいた未知性　37, 38, 42, 71, 80
夏目漱石　30
西丸四方　40, 71
2種類の幻聴　53
2次予防　119, 149, 150
日本版バーチャルハルシネーション　50, 128, 152, 156
ネオヒポクラティズム　73, 85
能動型　99
ノーマライジング（normalizing）　89
　——の原理　16, 51, 86, 108
伸びやか感　103

[は]

バーチウッド　122
背景思考　40
背景思考聴覚化説　40
ハイリスク型　126, 131
ハイリスク児　127, 148, 150
恥　18, 19
パンフレットの利用の禁忌　74
伴侶的接近法　45
ヒアリング・ヴォイシズ　54, 84
微少再燃　25, 26
非定型抗精神病薬　113, 114, 117
被毒妄想　154
秘密　18, 19, 72
病識　17, 18, 49, 77, 90
病前行動特徴　46, 127
平松謙一　125
不安，孤立，過労，不眠の四条件　16, 29, 31, 32, 42, 51, 52, 59, 60, 62, 65, 66, 70, 71, 73, 80, 86, 132, 134, 137
賦活再燃現象　15, 92, 103, 104
賦活再燃正気づけ面接　45
不完全寛解状態　19

服薬コンプライアンス　115, 116, 117
不自由病　47
ブチロフェノン　114
プライバシー　32, 33, 34, 36, 51, 64, 135
ベック抑うつ評価尺度（BDI）　56
別の解釈（alternative explanation）　89
べてるの家　21, 54, 84
ベネデッティ　40
ホームワーク　55
保健所　139, 140, 144
星野弘　91, 92, 105, 106

[ま]

水野雅文　125
耳鳴り　136
宮内勝　92, 101
無菌室　29, 30, 59, 60

[や]

八木剛平　102

薬物乱用　109, 138, 155
薬物療法抵抗性の症状　17, 49, 117
湯浅修一　91
ゆとり　105
夢　30, 36, 37, 63, 68
養子研究　146, 147
吉松和哉　45

[ら]

ライフイベント　16, 31, 51, 86, 127
理想化　97
リハビリテーション　17, 49
了解不能　15
利用できる社会資源　143
臨海期　92, 122
連鎖研究　146

[わ]

私という医者を処方する　91, 106

◇付録　CD-ROMの使い方

本書付録CD-ROMには統合失調症の代表的な症状である幻覚妄想を疑似体験できる，日本版バーチャルハルシネーションが収録されています。

【CD-ROMの使い方】

このCD-ROMは，CD-ROMドライブおよび音声出力装置が接続されたWindowsまたはMacOS搭載パソコンでご利用になれます。

ご覧いただくには，動画閲覧ソフトが必要です。通常WindowsではWindows Media Playerが，Macでは，Quick Time Playerがプリインストールされています。もしこれらのソフト（または別途インストールされた動画閲覧に対応したソフト，以下閲覧ソフトといいます）がインストールされていない場合，下記のサイトからお使いのパソコンに合わせてダウンロードして下さい。

Windows Media Playerの場合：
http://www.microsoft.com/japan/windows/windowsmedia/download/
Quick Time Playerの場合：
http://www.apple.com/jp/quicktime/

Windowsの場合
● Windows XPの場合，CD-ROMをコンピュータにセットすると，メニューが表示されますので，「再生／Windows Media Playeを使用」を選んでください。
● もしメニューが表示されない場合，またはWindows 98などの場合は，マイコンピュータからCD-ROMを選んで開き，収録されているVH.mpg（設定によって単にVHと表示される場合があります）をダブルクリックするか，ご使用の閲覧ソフトのメニューから，「ファイル」→「開く」でVH.mpgを開いて，再生してください。

Macの場合
● CD-ROMをコンピュータにセットするとデスクトップにCD-ROMがマウントされますので，収録されているVH.mpgをダブルクリックするか，ご使用のQuick Time Playerなど閲覧ソフトのメニューから「ファイル」→「ムービーを開く」でVH.mpgを開いて，再生ボタンをクリックしてください。Quick Time Playerの起動時に有償のpro版へのアップグレードを促すメッセージが表示される場合がありますが，閲覧にPro版は必要ありません。「後で」のボタンをクリックしてメッセージを閉じてください。

＊ご使用のソフトやシステムの設定によっては，上記とは異なり，自動的に閲覧ソフトが起動する場合があります。詳しくはご使用のソフトやシステムのマニュアルまたはヘルプをご覧ください。

【使用上の注意】
　CD-ROM に収録された「日本版バーチャルハルシネーション」の著作権はヤンセンファーマ（株）に帰属し，個人が使用すること以外は禁じられています。無断での複製，改竄，第三者への販売は法律で禁じられています。
　本 CD-ROM を音楽用 CD プレーヤーでは絶対に使用しないで下さい。
　CD-ROM に収録されたデータおよび上記閲覧ソフト等を使用したために発生したいかなるトラブルについても，小社ならびにヤンセンファーマ（株）は責任を負いかねます。自己責任でご利用下さい。

【お問い合わせについて】
　この CD-ROM が破損等の理由で使用できない場合は，お手数ですが，小社までご連絡下さい。確認の上，良品をお送りいたします。それ以外の，ソフトの使い方などの問い合わせにはお答えしかねますので，ご了承ください。

初出一覧

序　章　「正体不明の声」へのコーピングをどう援助するか．精神看護第 7 巻第 2 号，16-31 頁，2004．

第 1 章　幻声に対する精神療法の試み──患者の幻声体験のとらえ方に変化を与え，幻声への対処力を増すための認知療法的接近法──．中安信夫編：分裂病の精神病理と治療 8　治療の展開．星和書店，1997．

第 2 章　統合失調症の陽性症状の認知療法──初診～慢性期リハビリテーションでの心理教育・認知療法の活用──．臨床精神医学第 34 巻第 6 号，775-782 頁，2005．

第 3 章　幻聴に対する認知療法的接近（第 1 報）　患者・家族向けの幻聴の治療のためのパンフレットの作成．精神医学第 39 巻第 4 号，363-370 頁，1997．

第 4 章　幻聴に対する認知療法的接近（第 2 報）　幻聴の治療のためのパンフレットの利用法とアンケート調査の結果．精神医学第 39 巻第 5 号，529-537 頁，1997．

第 5 章　統合失調症の個人精神療法──三つのキーワードによる三題噺──．こころの科学 120 号，99-106 頁，2005．

第 6 章　ことばの処方──種々の症状や治療状況でのアドバイス集．松下正明他編：新世紀の精神科治療 1　統合失調症の診療学．中山書店，2002．

第 7 章　統合失調症の認知療法と薬物療法──精神療法と薬物療法の進歩の好ましい相互作用．Schizophrenia Frontier, Vol.6, No.2, メディカルレビュー社，2005．

第 8 章　統合失調症の早期発見・発症予防の可能性．精神科治療学第 20 巻第 1 号，11-18 頁，2005．

第 9 章　一般者を対象とした精神分裂病に関する疾患教育プログラムの作成（第 1 報）分裂病の 1 次・2 次予防への寄与を目指すパンフレットの紹介．精神医学第 41 巻第 8 号，811-819 頁，1999．

第 10 章　遺伝の問題をどう考えるか．季刊 Review 第 11 巻第 4 号，24-27 頁，ぜんかれん，2003．

■著者略歴
原田誠一（はらだ・せいいち）
1957年，東京で生まれる
1983年，東京大学医学部卒業
東京大学医学部附属病院精神神経科，東京都立中部総合精神保健センター，東京都立墨東病院内科・救命救急センター，神経研究所附属晴和病院，東京逓信病院精神科，三重大学医学部精神科神経科，国立精神・神経センター武蔵病院外来部長を経て
2006年7月より，原田メンタルクリニック・東京認知行動療法研究所を開設

主な著訳書：
「正体不明の声：対処するための10のエッセンス」アルタ出版
「精神療法の工夫と楽しみ」金剛出版
「強迫性障害治療ハンドブック」（編著）金剛出版
キングドン，他著「統合失調症の認知行動療法」（訳）日本評論社
キングドン，他編著「症例から学ぶ統合失調症の認知行動療法」（監訳）日本評論社

統合失調症の治療
とうごう しっちょうしょう　ちりょう

理解・援助・予防の新たな視点

2006年11月30日　発行
2009年12月30日　四刷

著　者　　原田　誠一
発行者　　立石　正信

発行所　　株式会社　金　剛　出　版

印刷・新津印刷　　製本・広瀬製本
〒112-0005　東京都文京区水道1-5-16
電話03-3815-6661　振替00120-6-34848

ISBN978-4-7724-0925-4　C3047　　Printed in Japan　©2006

精神療法の工夫と楽しみ

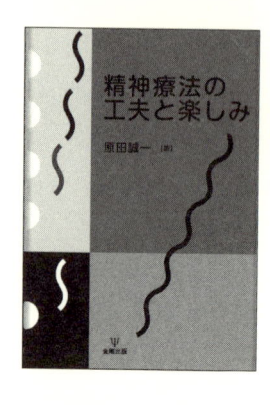

原田誠一著

A5判 244頁 定価3,780円
ISBN978-4-7724-1008-3

「……まじめでありながらユーモアを忘れず，生き生きと折衷の活動を舞っている。読者は泉のごとき知恵を得，シャープな機知に揺さぶられるだけでなく，嬉々とした彼の活動から癒しの気をもらうことになろう。『工夫と楽しみ』題して妙なり」
　　　　　　　―神田橋條治「序」より―

　精神療法入門者だけでなく，毎日の治療に新しいヒントが欲しい経験者にも役立つ，アイディア溢れる1冊である。

□主な目次
　序　神田橋條治
第Ⅰ部　精神科面接の基本と工夫
個人精神療法のアウトライン／精神科医にとってのエッセンシャル・サイコセラピー考／認知行動療法入門／共感と違和感のダイナミクス／よくある不適切な治療関係／初診・入院の時期に起こりやすいトラブルと対策／薬物療法の導入と維持の工夫／ケースカンファレンス考：目のさめる症例検討会とは？
第Ⅱ部　個別の精神障害に応じた精神療法の展開
統合失調症の認知行動療法／妄想との上手な付き合い方／境界性人格障害の心理教育：病態・治療に関する説明の試案／境界性人格障害のうつ状態の治療／境界性人格障害の認知療法の実践／外傷性精神障害に該当するパニック障害の治療／適応障害の治療／精神科コンサルテーション・リエゾンからみた入院患者のストレス
第Ⅲ部　精神障害に関する心理教育と解説
うつ病ってどんな病気？／境界例とは？／パニック障害は"不安神経症・過換気症候群"とどう違うか？／不安障害の心理教育1：突然襲うパニック障害／不安障害の心理教育2：人前が苦手な社会不安障害／不安障害の心理教育3：こだわりを消せない強迫性障害

価格は消費税込み（5％）です

統合失調症を持つ人への援助論
人とのつながりを取り戻すために

向谷地生良

Ａ５判　214頁　定価 2,520 円

　人が生きる，現実に暮らすとはどういうことか。精神障害を抱える当事者たちの活動拠点「べてるの家」の設立に関わった著者は，独創的な当事者研究，ＳＳＴを取り入れた専門家としての手法，など，クライエントの側からの心理援助で知られている。
　精神医療に必要なのは，当事者の力を前提とした援助である。著者は，真に当事者の利益につながる面接の仕方，支援の方法をわかりやすく解説し，精神障害者への援助の心得を詳述する。

改訂増補 統合失調症患者の行動特性
その支援とICF

昼田源四郎著

Ａ５判　260頁　定価 3,780 円

　統合失調症という病気の姿をわかりやすく解説し好評を得た初版に，最近WHOで採択された国際障害機能分類（ICF）の解説，現場での活用の可能性への考察を加えた改訂増補版。初版が刊行されて以降，統合失調症治療の中心的な場が，入院から外来へ，さらには家庭や地域という生活の場へと急速に移行しつつある。本書に示される患者たちの行動特性を知り，実際に生活の場で彼らを支えていくことがますます必要とされていくであろう。

強迫性障害治療ハンドブック

原田誠一編

Ａ５判430頁　定価 5,985 円

　本書では強迫性障害の診療全体，すなわち診断・症状評価・薬物療法・行動療法（とくに曝露反応妨害法）・認知行動療法・心理教育・その他の精神療法をバランスよくとりあげ，最新の知見をふまえた診療の進め方が具体的に解説されている。また，強迫性障害の病態研究の進歩や強迫性障害にまつわるさまざまなトピックス，さらには熟達の臨床家による"治療のコツ"も収録した。巻末には診療現場ですぐに役立つ多数の資料（エール・ブラウン強迫観念・強迫行為尺度，モーズレイ強迫症状評価票など）を収録されているので，折に触れて手にとり活用できるだろう。

統合失調症者とのつきあい方
臨床能力向上のための精神保健援助職マニュアル

野坂達志著
四六判 240頁 定価2,940円

　セラピストとPSWの二足のワラジを履く著者によって書かれた明解で実践的なテクニックと心意気が満載。
　豊富な事例を元に，統合失調症者とのつきあい方から，薬物治療の基礎知識，心理療法的ノウハウを駆使した面接テクニック，教科書には（たぶん）書いていないソーシャルワークの実務知識，はたまた辞表を出す方法まで，かゆいところに手が届く援助職の必携マニュアル。

幻聴が消えた日
統合失調症32年の旅

K・スティール，C・バーマン著／前田ケイ監訳／白根伊登恵訳
四六判 280頁 定価2,520円

　14歳で統合失調症と診断を受け，精神病院を渡り歩き，ときにはホームレスになりながら，幻聴が導く自殺への誘いと闘いつづけた彼の人生とそこにかかわるアメリカにおける精神医療制度の光と影。統合失調症と闘う人やその家族，そして，精神医療にかかわる専門家に勇気と希望を与える一冊である。いま統合失調症と闘う人やその家族，精神医療にかかわる専門家，そしてすべての人びとに，このすばらしいケンからの「声」を届けたい。

認知行動療法100のポイント

M・ニーナン，W・ドライデン著／石垣琢麿・丹野義彦監訳／東京駒場CBT研究会訳
A5判 264頁 定価3,045円

　認知行動療法は論理的で知的なクライエントだけに治療効果がある？　感情に焦点をあてない？　大切なのはポジティブ思考？　クライエントの過去は一切無視？　治療関係は関係ない？　認知行動療法は冷酷無比の合理主義？……これら認知行動療法にまつわる疑問と誤解をまとめて解消！　100のポイントとテクニックで認知行動療法をコンパクトに解説する，臨床家必携クイック・リファレンス。

価格は消費税込み（5％）です

ストレングスモデル
精神障害者のためのケースマネジメント[第2版]
C・A・ラップ，R・J・ゴスチャ著／田中英樹監訳
A5判　360頁　定価4,620円

地域精神保健福祉に新たな地平を切り開いた『精神障害者のためのケースマネジメント』増補改訂版。
　初版において地域統合の新しい姿を示し，高い理念だけでなくその効果を実証して既存の精神保健福祉システムにパラダイムの転換をせまった「ストレングスモデル」。第2版はリカバリー概念をさらに強調することでアプローチの基盤を確認し，事例，アセスメントのための具体的な質問，フィデリティ基準など大幅な増補がなされた。

認知行動療法　理論から実践的活用まで
下山晴彦編

A5判　252頁　定価3,360円

　本書では，まず認知行動療法の理論とその歴史的発展，最近の動向を概観した上で，導入の手続きから病態別の介入の実際，日本での臨床実践に基づいて発展してきたプログラムが詳述されている。メンタルヘルスの領域においてもっとも有効な介入方として広く用いられている認知行動療法について，必要な理論について深く理解できるだけでなく，第一線の治療者たちによる日本の臨床現場における認知行動療法の実際を知ることができる，理論と実践の橋渡しをする1冊である。

SSTウォーミングアップ活動集
精神障害者のリハビリテーションのために
前田ケイ著

A5判　160頁　定価2,310円

　SSTを実施する際，効果的なウォーミングアップ活動がうまく展開されると，メンバーの心と体を生き生きさせてやる気を引き出し，グループ全体の発達を助け，SSTの練習効果が上がります。この本ではウォーミングアップ活動の意義と目的，リーダーの心得，グループ分けの方法などを解説し，著者が実践している楽しく効果的な60のウォーミングアップ活動を3つの目的別に編集し，そのねらい，用意，実施方法，配慮することなどを詳しく紹介します。SSTリーダー必携の書！

価格は消費税込み（5％）です

パーソナリティ障害の認知療法
J・E・ヤング著／福井 至，貝谷久宣，不安・抑うつ臨床研究会監訳　ベックの弟子であるJ・ヤングによるパーソナリティ障害への認知療法実践書。　2,730円

精神科臨床における心理アセスメント入門
津川律子著　心理アセスメントを著者の軽やかな語り口で「6つの視点」から解説し，ビギナー臨床心理士を読者対象とした必携書。　2,730円

まずい面接
J・A・コトラー，J・カールソン編／中村伸一監訳／モーガン亮子訳　総勢22名の熟練臨床家たちが自らの失敗セラピーを赤裸々に語る。　3,780円

責任能力の現在
中谷陽二編　犯罪者の責任能力問題について，法と精神医学双方の論客が，国内外の判例を引きながら，歴史と現状を分析し，最新の論考を展開する。　4,410円

認知療法の技法と実践
大野 裕著　精神分析的治療から統合的治療の中における認知療法へと到達した著者の精神療法経験を集大成。精神療法技法を学べる優れた臨床書。　3,780円

現場で使える 精神障害者雇用支援ハンドブック
相澤欽一著　精神障害のある人の雇用可能性を探り，本人と一緒に一般就労に向けて挑戦していくためにどのような支援を行ったらよいかを示す。　2,940円

必携 臨床心理アセスメント
小山充道編著　国内で利用される100弱の心理テストについて，詳細な解説と例，ワンポイント・アドバイス等が示された心理テストの大全集。　8,925円

弁証法的行動療法ワークブック
S・スプラドリン著／斎藤富由起訳　思春期以降の幅広い層を対象とする「弁証法的アプローチによる情動のセルフ・コントロールの書」。　2,940円

パーソナリティ障害の精神分析的アプローチ
松木邦裕，福井 敏編　病者のこころの本質を知り，その本質に働きかけていく治療手技の実際を提示することを試みる。シリーズ最終巻！　3,780円

ロールシャッハ・テストによるパーソナリティの理解
高橋依子著　ロールシャッハ・テストのデータから対象者のパーソナリティを理解するための手順と注意点を，具体的事例に即して懇切丁寧に解説。　3,570円

対人関係療法マスターブック
水島広子著　実証的効果のエビデンスに基づいた心理療法として認知行動療法と双璧を成す対人関係療法（IPT）をマスターするための実践的臨床書。　2,730円

子どもと若者のための 認知行動療法ガイドブック
P・スタラード著／下山晴彦訳　認知行動療法の，幼少期から思春期・青年期にかけての子どもへの適用について書かれた実践的なガイドブック。　2,730円

認知行動療法入門
B・カーウェン他著　下山晴彦監訳　基本的な考え方を概説したうえで，初回から終結までの各段階で使われる方略や技法をケースに則して示す。　3,360円

ロールシャッハ・テスト
J・E・エクスナー／中村紀子，野田昌道監訳　形態水準表を含む包括システムの基礎と原理が学べる，ロールシャッハを用いるすべての人の必携書。　18,900円

臨床心理学
最新の情報と臨床に直結した論文が満載
B5判160頁／年6回（隔月奇数月）発行／定価1,680円／年間購読料10,080円（送料小社負担）

精神療法
わが国唯一の総合的精神療法研究誌
B5判140頁／年6回（隔月偶数月）発行／定価1,890円／年間購読料11,340円（送料小社負担）

価格は消費税込み（5％）です

日本版

バーチャル
ハルシネーションについて

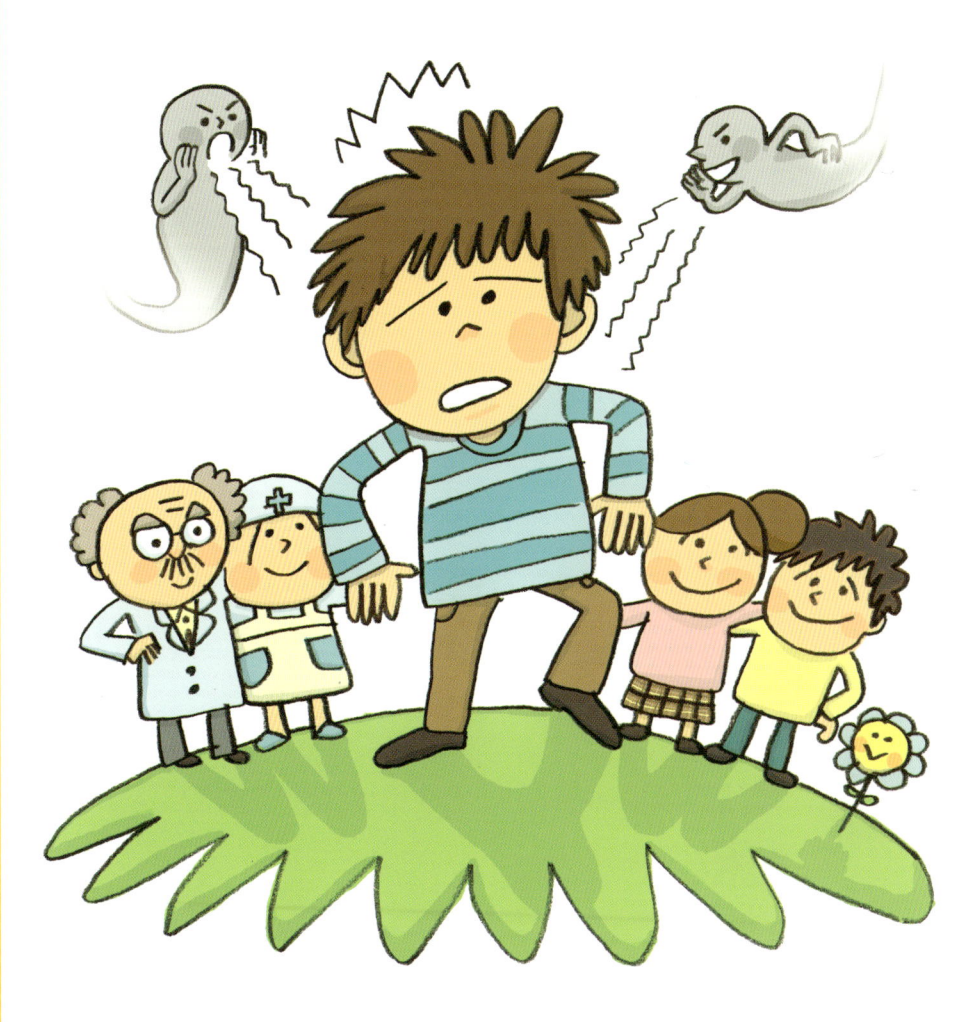

統合失調症の擬似体験

国立精神・神経センター武蔵病院
原田 誠一

Contents

1 日本版バーチャル・ハルシネーション
制作の目的 ・・・・・・・・・・・・・・・ 2

2 バーチャル・ハルシネーション
利用のルール ・・・・・・・・・・・・・・ 4

3 統合失調症と幻聴に関する解説 ・・・・・ 5
　　幻聴の色々なパターン ・・・・・・・・・ 6
　　幻聴がもたらす様々な悪影響 ・・・・・ 10
　　幻聴などの統合失調症の症状は、
　　治療でよくなります ・・・・・・・・・ 19
　　「幻聴＝統合失調症」ではありません ・・・・・ 20

4 統合失調症の予防に関する
ホットな話題 ・・・・・・・・・・・・ 21

イラスト：のぐちさわこ

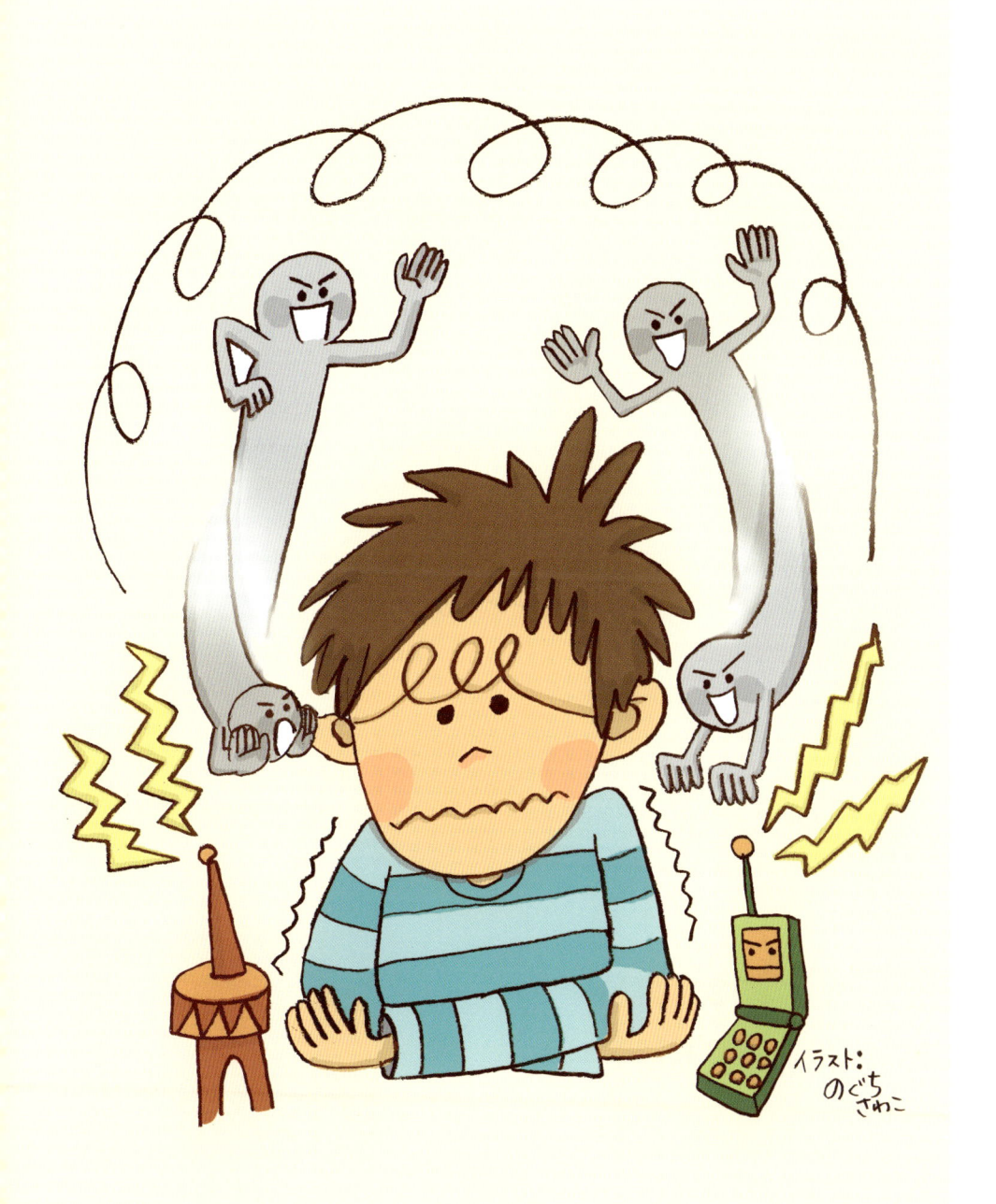

1 日本版バーチャルハルシネーション制作の目的

　バーチャルハルシネーション（ＶＨ）は、統合失調症の急性期にみられる症状をできるだけリアルに疑似体験していただいて、統合失調症に関する理解を深めるための疾患教育（心理教育）のツールです。

　従来のアメリカ版VHは、これまで多くの方々に利用され好評を博してきましたが、統合失調症の症状としてみられることはあまり多くない視覚の異常体験が強調されすぎており、誤解を生みかねないという大きな問題点がありました。

　また場面設定が精神科の診察室となっていますが、「統合失調症の急性期にある当事者が、日常生活でどのような体験をして苦労しているのか」「統合失調症の急性期には、日常世界や周囲の人がどのように映るのか」という内容を伝えるためには、工夫の余地があるように思われました。

　そこでこの度、統合失調症の急性期にみられる症状をなるべくリアルな形で疑似体験できるようにして、統合失調症の正確な理解のために役立てていただくことを目指して日本版ＶＨを作成しました。

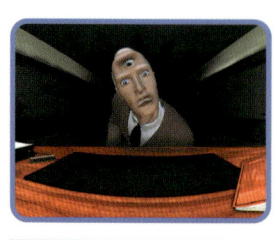

■ アメリカ版VH　　　■ 日本版VH

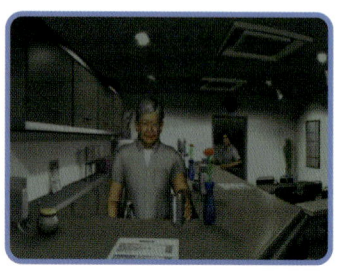

1 日本版バーチャルハルシネーション制作の目的

日本版VH作成に当たっては、次の2点を基本方針としました。

方針 1
出現頻度が高くない視覚の異常体験（実際にはないものが見える「幻視」や、実際にあるものが違って見える「錯視」）には重点を置かず、出現頻度が圧倒的に高く当事者の苦しみや混乱のもとになる幻聴体験（＝「空耳」のことです。「幻声」とも呼ばれます）をメインに扱う。

方針 2
場面設定を「喫茶店」にして、ごく普通の日常生活における当事者の体験や苦労を理解できるようにする。

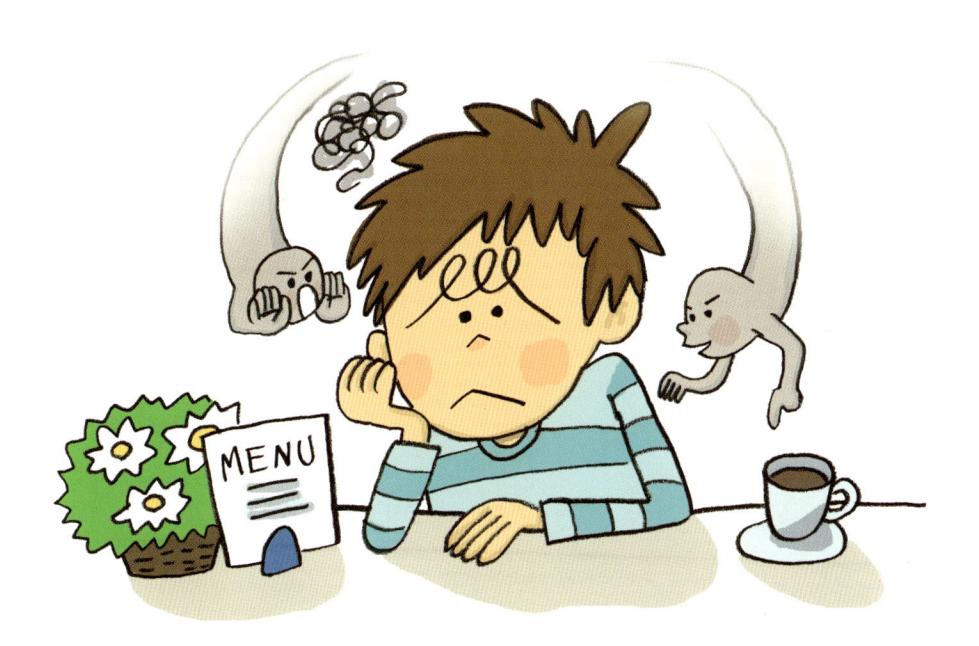

2 バーチャルハルシネーション利用のルール

途中で気分や体調が悪くなったら？

　日本版バーチャルハルシネーション（ＶＨ）は、４分少々のあいだ、統合失調症の急性期にみられる症状をリアルに擬似体験できるように作られています。もしもＶＨ利用中に気分や体調が悪くなるようなことがあれば、途中であってもすぐにＶＨの装置をはずして中止してください。

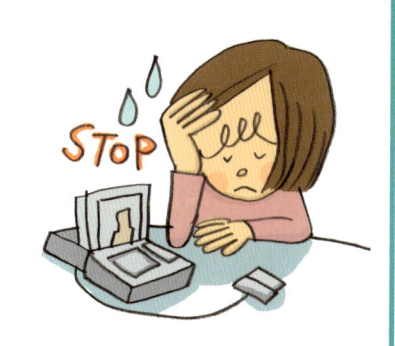

現在、精神科に通院中の方は？
空耳（幻聴）のある方・あった方は？

　現在精神科やメンタルクリニックに通院中の方は、主治医やご家族などと十分ご相談の上ご利用ください。また現在空耳（幻聴）の体験がある方や、過去にそのような体験で苦しんだことのある方は、専門家とご相談の上ご利用くださるようお願いいたします。

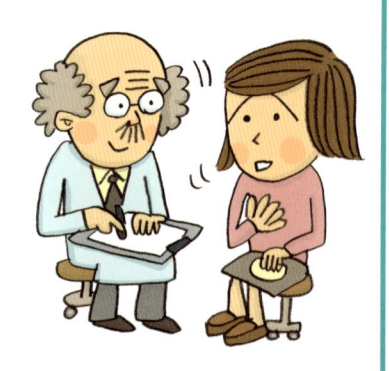

ナレーターの背景画像は？

VH が始まりしばらくするとナレーターが出てきてあなたに語りかけてきますが、その際にナレーターの背景画面が様々に変化していきます。その場面のナレーターの背景はイメージ画像であり統合失調症の体験世界とは無関係ですので、ご了解の上ご覧ください。

3 統合失調症と幻聴に関する解説

統合失調症の代表的な症状である幻聴の色々なパターンと悪影響

　幻聴は統合失調症の急性期にみられる代表的な体験の1つです。

　日本版バーチャルハルシネーション（VH）には、統合失調症の急性期でしばしばみられ、当事者を苦しめ悩ませることの多い幻聴の色々なパターンが出てきて、幻聴の強い影響力を様々な側面からご理解いただけるようになっています。以下、日本版VHで体験できる幻聴の色々なパターンや悪影響をご紹介しましょう。

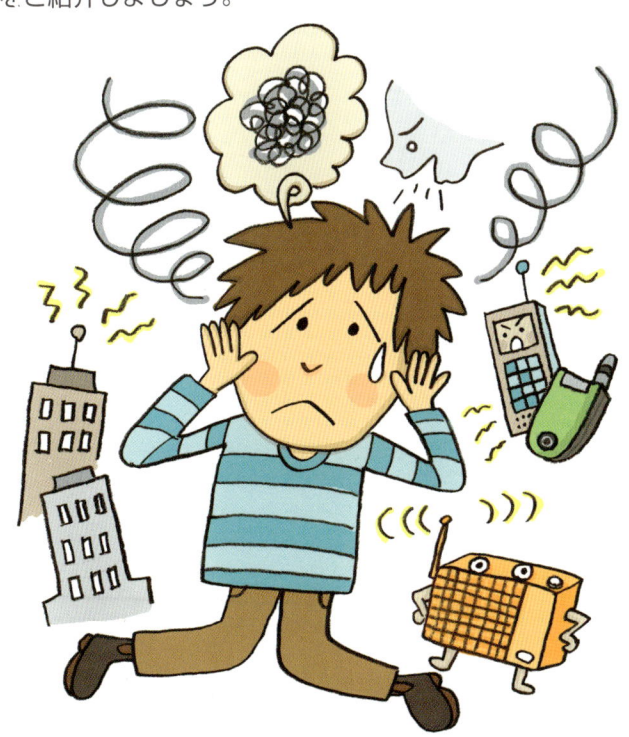

幻聴の色々なパターン ①

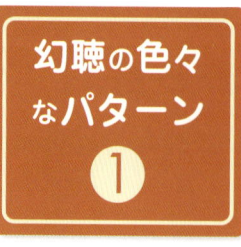

まわりに人がいないのに「正体不明の声」が聞こえてきます。

> VHでの例
> 「おい」
> 「早く入ってこいよ！」

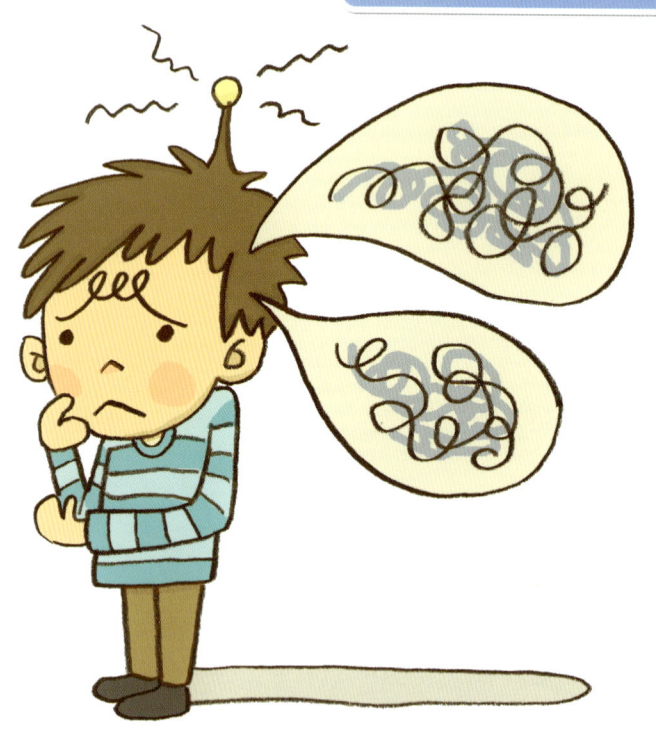

無気味ですし、幻聴を「テレパシー」「お告げ」「霊や魂からのメッセージ」「超常現象」「電磁波」「催眠術」「新型機械で送りこまれてくる声」「脳波」などと勘違いして受け止めて、誤解が広がりがちです。

3　統合失調症と幻聴に関する解説

目の前に実際にいる人から（本当はその人は話していないのに）「声」が聞こえてきたり、他人の実際の話し声にのって、話し声と一緒に幻聴が聞こえてくることがあります。

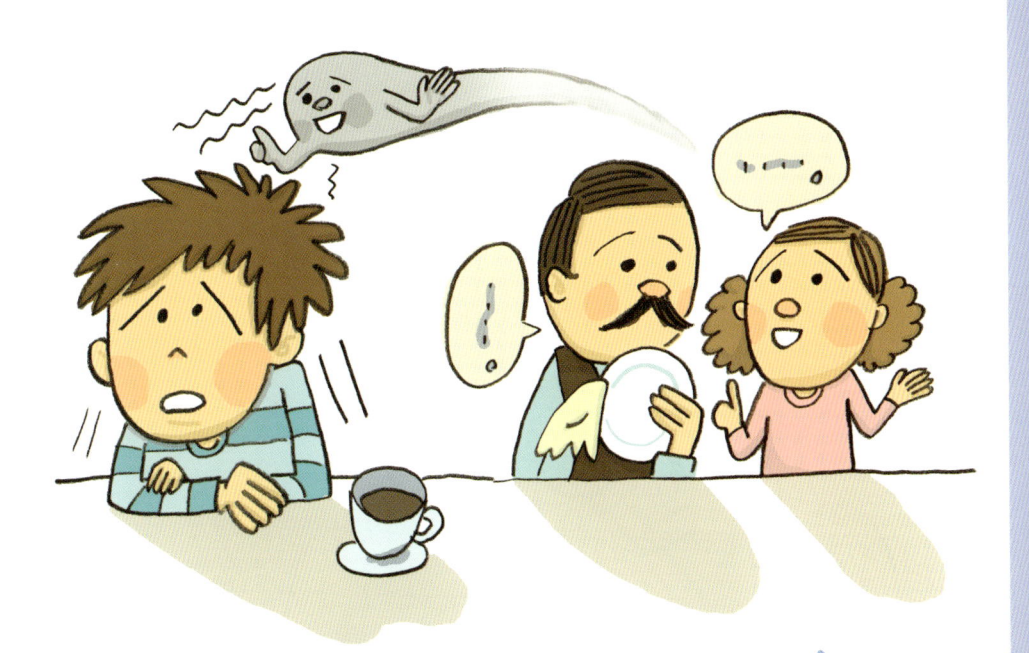

> **VHでの例**　喫茶店のマスターと常連客の話し声にのって、幻聴が聞こえてきます。

他の「音」（例：換気扇の音、車や電車の通過音）と一緒に「声」が聞こえてくることもあります。

幻聴の色々なパターン ②

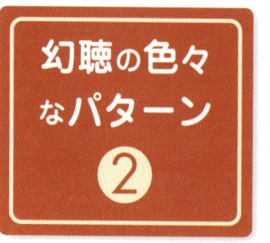

「幻聴同士が会話している」
ように感じられることがあります。

> **VHでの例**
> 幻聴1「電話でもさ、ウソついてたね」
> 幻聴2「そうそう。会社、引き止められたとか、ウソついてた」

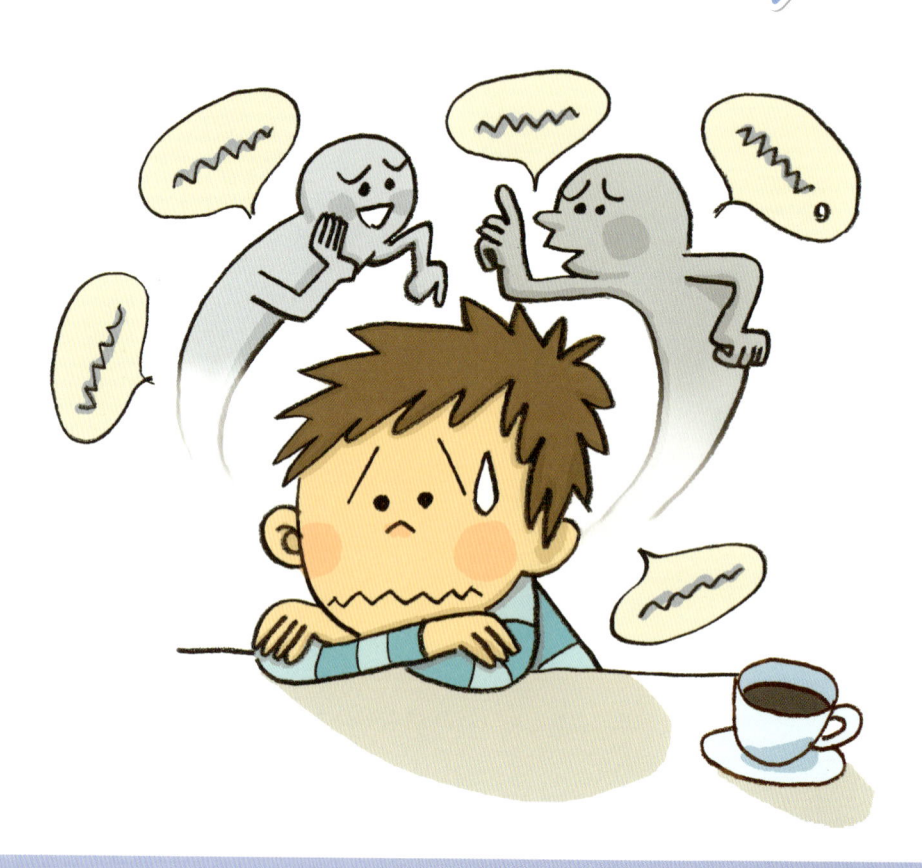

3 統合失調症と幻聴に関する解説

「幻聴と自分が会話できる」
ように感じられることもあります。

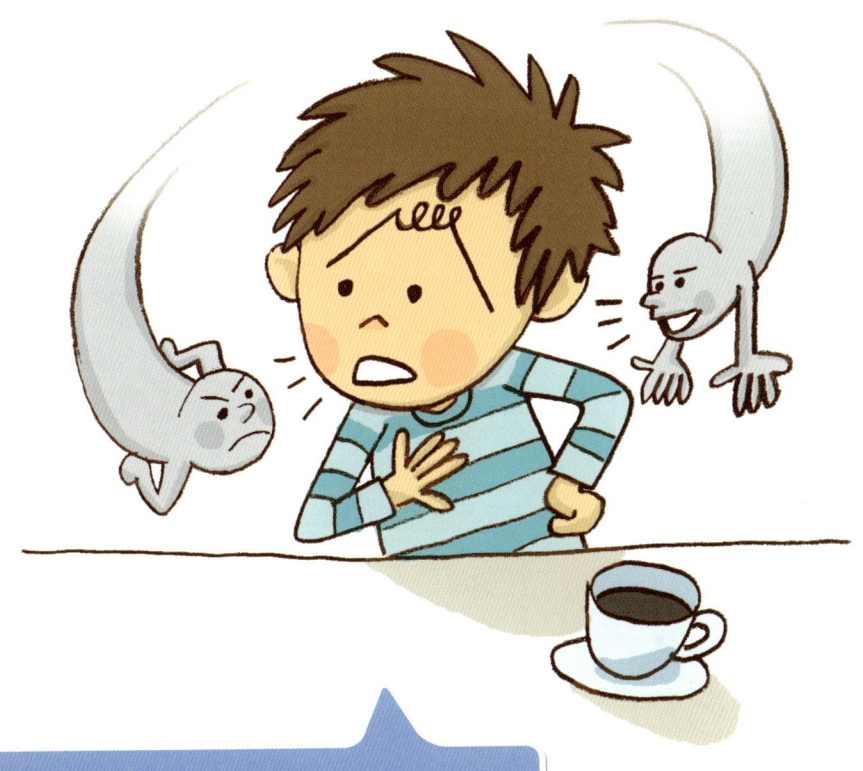

> **VHでの例**
> 「放っておいてくれよ」と本人が頭の中で頼むと、その直後に幻聴で「ほっとけだってさ」「ふざけんなよ」と聞こえてくる。

幻聴には、この他にもまだまだ色々なパターンがあります。
幻聴が、大変バリエーションに富んだ体験であることをご理解いただけますね。

幻聴がもたらす様々な悪影響 ①

しょっちゅう幻聴が聞こえてくるので、やかましくてうっとうしいですし、物事に集中するのが難しくなります。

VHでの例
「本当に見たいの？」「見たいらしいね」
「怖いくせに」「スイッチわからないの？」
「ぐずぐずしないでよ」

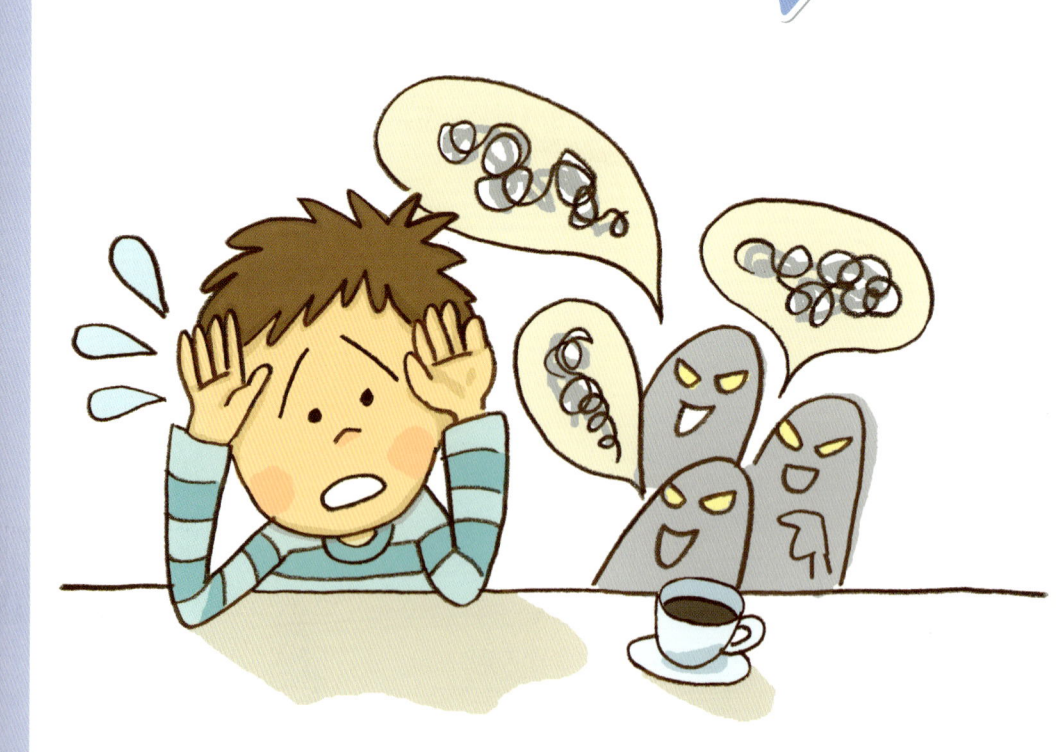